読める！ 解ける！

OT国試
「実地問題」読解力トレーニング

吉田 健 著

医歯薬出版株式会社

This book is originally published in Japanese
under the title of :

YOMERU! TOKERU! OT KOKUSHI "JITCHI-MONDAI" DOKKAIRYOKU TRAINING
(Reading Drills for Clinical Questions of The National Occupational Therapy Examination)

YOSHIDA, Takeshi
Kyoto Tachibana University

ISHIYAKU PUBLISHERS, INC.
7-10, Honkomagome 1 chome, Bunkyo-ku,
Tokyo 113-8612, Japan

序文

学生からは日頃，「実地問題が苦手です．得点が安定しません」「答えを2つまでは絞れても，いつも正答と違うほうを選んでしまうんです」という声が多く寄せられます．読者のみなさんもそう思われたことがあるのではないでしょうか．

そこで本書は，「読解力を必要とする実地問題が苦手な学生さんでも，まずこの1冊をやりきることで，解けるようになる」ことを目標に作り始めました．筆者はたくさんの学生の悩みや質問を受ける中で，どのような勉強法を教えたらよいか悩んでいました．解剖学や生理学のように「知識の修得」が主体となる科目に比べ，実地問題では読解力が求められるからです．

ここ数年の実地問題は長文化し，イラストや図表を多用する傾向にあり，臨床思考過程を問うような問題が増えています．しかし，出題者は，設問中にある情報（病名や特徴的な症状，評価データなど）から正答を導けるように問題を作成しています．言い換えると，正答を導くための情報（＝ヒント）を設問内に散りばめているということです．つまり，情報を整理し読み解くことができれば，正答を導くことができ得点力が向上します．

本書では国試頻出分野を中心に，厳選した問題を11講（脳血管障害，高次脳機能障害／神経難病，脊髄損傷，認知症，統合失調症，うつ病，摂食障害，パーソナリティ障害，神経症性障害，ストレス関連障害および身体表現性障害／アルコール依存症，注意欠如・多動性障害／自閉スペクトラム症，作業場面の分析）に分けて収載しています．各講の最初に「テーマ別ポイント」として，基本的な知識や作業療法アプローチをまとめ，基本的な病態や作業療法士の対応などについてイメージしやすいようにイラストを使いながら解説しています．また，実地問題を解くページでは，読解のポイントをまとめた「設問構造の確認」というコーナーを作り，マーキングしながら情報の整理や内容の解釈の仕方をまとめています．そして，各選択肢の解説（正解や不正解），語句の説明はイラストを用いてできる限りくわしく解説しています．

本書には，国試の過去問題だけでなく，医歯薬出版模擬試験の過去問題からも国試頻出問題を選び，演習問題として収載しています．「テーマ別ポイント」で知識を整理し，「設問構造の確認」を踏まえて国試の過去問題に取り組み，その後，演習問題を解く，知識が曖昧な場合は「テーマ別ポイント」に戻り，あらためて知識を整理する．このサイクルでパワーアップすれば，実地問題の得点が必ず安定するでしょう．

読者の皆さんが国家試験の合格を見事に勝ち取り，素敵な作業療法士として活躍されることを心から願っております．

2021年10月

吉田　健

目次

本書の使い方

本書は，作業療法士国家試験の実地問題の読解方法を学ぶ本である．実地問題は大きく分けて2種類あり，1つ目はROMやMMTなどの実技系に関する知識を求める問題で，2つ目が臨床思考過程を問う問題である．

本書では後者のことを「読解問題」と呼び，これについてのアプローチ方法を読者に学んでいただきたい．

本書の構成

本書は疾患別に分かれており，各講は3段階で構成されている．

第1段階：テーマ別ポイント

読解に必要な基本的な知識を各講のはじめにコンパクトにまとめている．各疾患での重要な基本事項なので，問題を解く際に参考にしていただきたい．得点が伸びない学生は，テーマ別ポイントをノートにまとめるところから始めてみるとよい．

第2段階：国試の過去問題による演習： **過去問題**

国試の過去問題を利用して，読解の演習を行う．問題を自分なりに解いて，**設問構造の確認** を参考に設問の構造を理解しよう．そして，情報を整理して **設問のポイント** を考えよう．

第3段階：医歯薬出版模擬試験の過去問題による演習： **演習問題**

模擬試験を利用して第2段階で学んだことを同じように演習しよう．何度も繰り返し解くことで実力がつくだろう．

マーキングの方法

設問にマーキングすることで，視覚的に情報が整理されやすくなる．読み間違いや思い込み，情報の見落としなどを防ぐ効果もある．

本書におけるマーキングのルールは次の通りである．

疾患名や診断名 → 疾患名（脳梗塞，統合失調症）などは四角で囲む．

数字，評価結果など → 発症からの期間（3か月）や評価結果（FIM4点）などは○で囲む．

症例の特徴 → 〈 〉 〜〜〜 特徴的な症状や言動などはカッコ〈 〉もしくは波線〜〜〜でマーキングする．

※マークの形や位置がこのマーキングと同じでなくても，情報の整理で内容が把握できていれば問題ない．

※年齢などもマーキングするとよい．65歳であれば高齢者と判断可能で，発症年齢や経過年数などを時系列で追うときにもヒントになるだろう．

マーキングしながら設問を読む
設問構造の確認
➡
設問のポイントを確認する
この設問のポイント
➡
選択肢の情報を整理する
選択肢

病名推測 ― 設問から病名を推測する問題にはこのマークが付いている.

本文の情報を頭の中にとどめた状態で，選択肢の情報を吟味していく.
特徴的な言動は〈　〉や〜〜でマーキングしている.

設問構造の確認

10歳の男児.〈学業成績は中位だが授業中に落ち着きがなく，隣の子に一方的に話しかける，落書きをする，忘れ物をするなどでよく注意を受けていた〉.〈片付けも苦手で自室は乱雑であった〉.心配した母親と共に精神科を受診し，〈外来作業療法が開始された〉.

① → 成績は悪くない
② → 多動性
③ → 衝動性
④ → 不注意
⑤
⑥ → 片付けられない
⑦ → 作業療法が導入されたばかりの時期

設問構造の確認 をもとに病名を推測する.

病名推測 成績は悪くなく（①），多動性・衝動性（②，③），不注意（④），片付けられない（⑥）などの症状から注意欠如・多動性障害（ADHD）だと考えられる.

設問から読み取ってほしいことを **この設問のポイント** としてまとめている.
あなたが着目したところと合っているか確認していただきたい.

この設問のポイント

ADHDの行動特性〔多動性・衝動性（②，③），不注意（④）〕とこれまでの経験〔よく注意を受けていた（⑤）〕を踏まえて選択肢に注目しよう.

選択肢 ― 各選択肢とそれぞれの解説をここで確認する.
「なぜ」正答なのか，誤りなのかをしっかり理解しよう.

1. （×）同じ動作を繰り返す.
   同じ動作を繰り返す（常同行動）のは自閉スペクトラム症の特徴である.
2. （×）根拠のない自信を示す.
   根拠のない自信を示すのは自己評価が高いためだと考えられる．ADHD児は行動特性により怒られたりトラブルになったりする経験が多いため，自己評価が低い傾向がある.
3. （○）道具をしばしばなくす.
   不注意から，しばしば道具を適当な場所に置いて，どこに置いたのか忘れてなくす様子がみられる.
4. （×）詳細を作業療法士に確認する.
   注意力が障害されているため，詳細を確認することは苦手である.
5. （×）手順にこだわって作業する.
   衝動的で，順序立てて作業するのは難しいと考えられる.「こだわり」が強いのは自閉スペクトラム症である.

正答を一目で確認できる!

正答　3

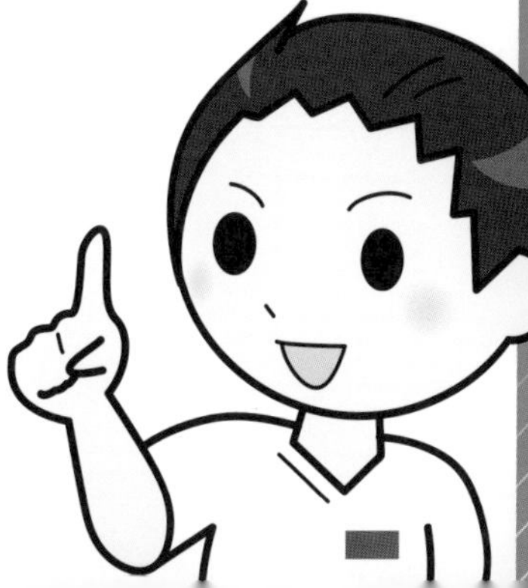

第1講　脳血管障害

脳血管障害の問題では，患者の状態を評価した「Brunnstrom法ステージ」，「FIM」に関する記述が設問内に含まれていることが多い．また，発症からの時間的経過についての記述も多く，回復過程を踏まえた読解が求められるので注意したい．

●Brunnstrom法ステージ　上肢

ステージ	運動レベル
Ⅰ	・随意運動なし（弛緩期）
Ⅱ	・基本的共同運動またはその要素が出現する（痙性の出現期）．
Ⅲ	・基本的共同運動またはその要素が随意的に出現する． ・痙性は最も強くなる．
Ⅳ	・痙性は減少し始める． ・基本的共同運動から逸脱した運動が出現する． 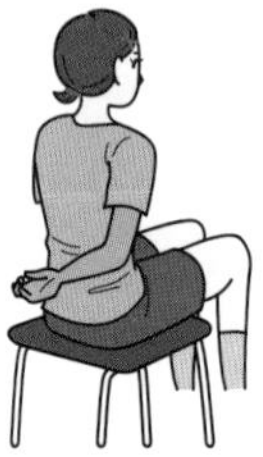 ①上肢を腰の後ろに回すことができる． 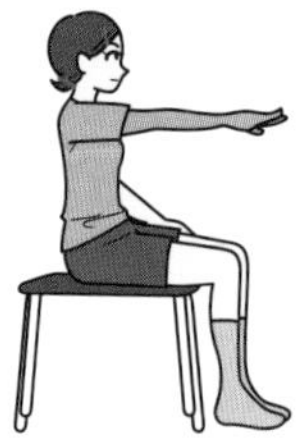 ②上肢を前方水平位に挙げられる（肘は伸展位で）． 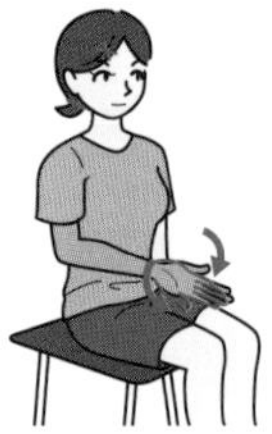 ③肘90°屈曲位で，前腕の回内・回外ができる．
Ⅴ	・基本的共同運動から独立した運動がほとんど可能となる． ・痙性はさらに減少する． 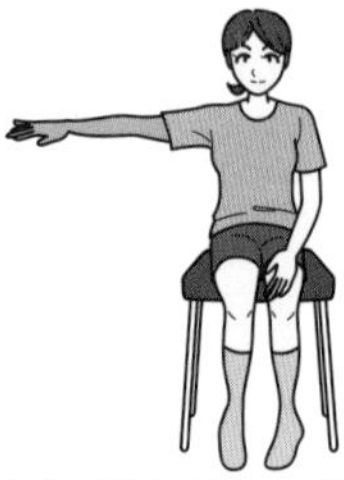 ①上肢を横水平位まで挙げられる（外転，肘伸展，前腕回内位で）． 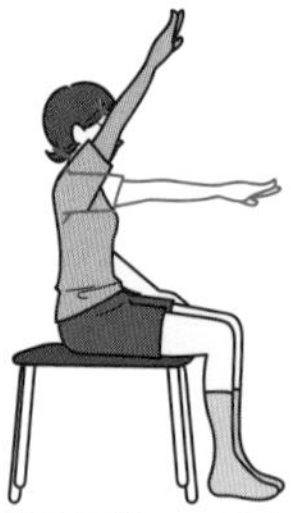 ②上肢を屈曲して頭上まで挙げられる（肘伸展位で肩関節80°までの挙上） 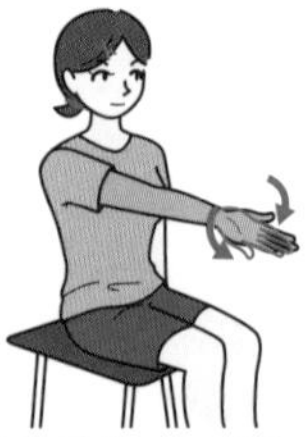 ③肘伸展位で，前腕の回内・回外ができる．
Ⅵ	・分離運動が自由に可能である． ・強調運動がほとんど正常にできる． ・痙性はほとんど消失する．

●Brunnstrom法ステージ　手指

ステージ	運動レベル
Ⅰ	・随意運動なし（弛緩期）
Ⅱ	・指屈曲が随意的にわずかに可能か， またはほとんど不可能な状態 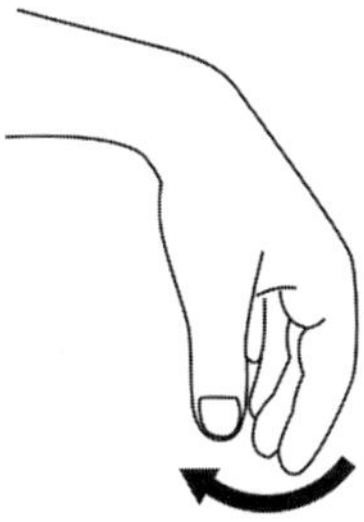
Ⅲ	・指の集団屈曲が可能 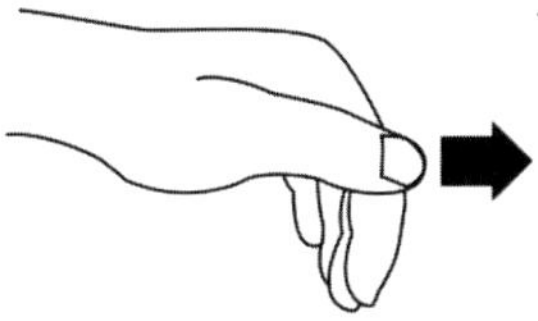 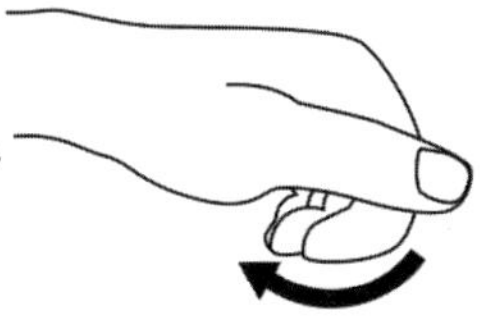 ・鉤型《かぎがた》握りはできるが，離すことはできない． 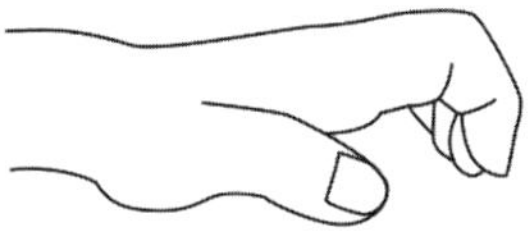 ・指伸展は随意的にできないが，反射による伸展は可能 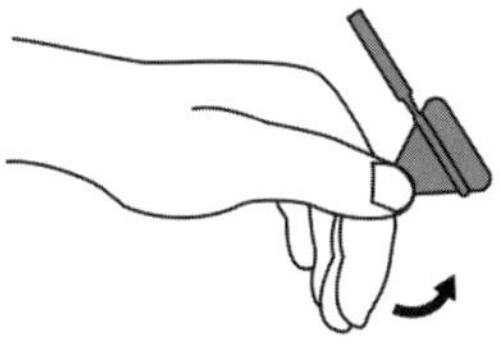
Ⅳ	・横つまみが可能で，母指の動きにより離すことも可能 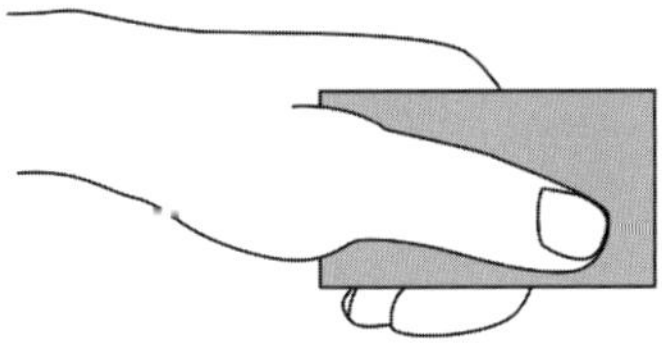 ・指伸展はなかば随意的にわずかに可能 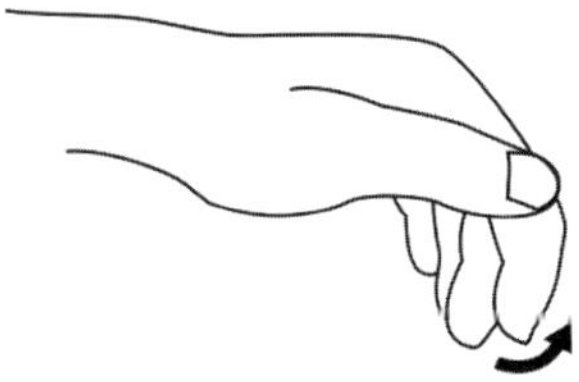 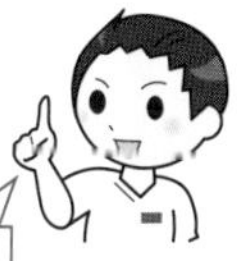
Ⅴ	・対向つまみが可能 ・円筒握り，球握りなどが可能（ぎこちないが，ある程度は実用性がある） ・指の集団伸展が可能（しかし，その範囲はまちまちである） 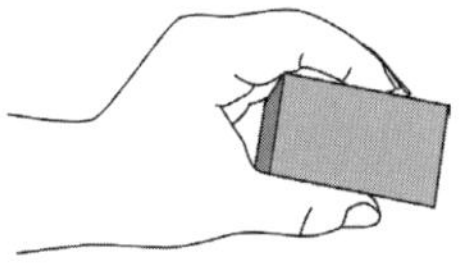 対向つまみ 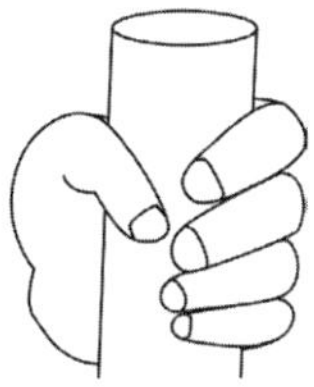 円筒握り 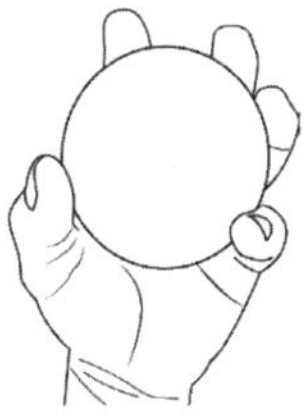 球握り 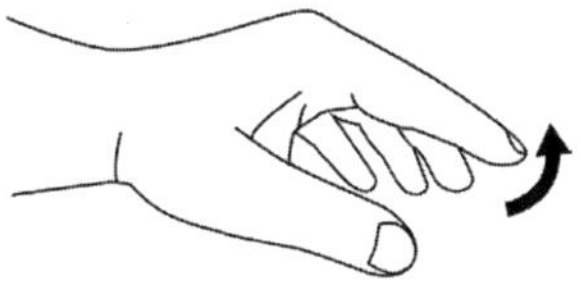 指の集団伸展
Ⅵ	すべての握りやつまみ方が可能 ・随意的な指伸展が全可動域にわたって可能 ・指の分離運動も可能となるが，健側より劣る．

●Brunnstrom法ステージ　下肢

ステージ	運動レベル
Ⅰ	・随意運動なし（弛緩期）
Ⅱ	・下肢の随意運動がわずかに可能
Ⅲ	・座位や立位で股関節，膝関節，足関節の屈曲が可能 ・座位で踵を床につけたまま，足関節の背屈が可能
Ⅳ	・座位で足を床上に滑らせながら，膝屈曲90°以上可能：① ・座位で踵を床に付けたまま，足関節の背屈が可能：② ① 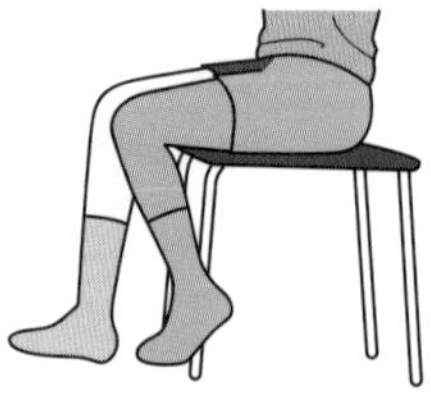 ② 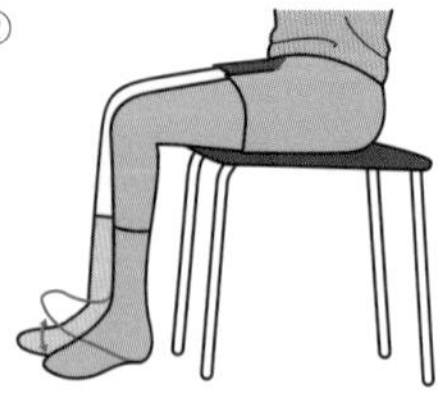
Ⅴ	・立位で股関節を伸展させたまま，膝関節の屈曲が可能：① ・立位で患側足部を少し前方に出し，膝関節を伸展したまま，足関節の背屈が可能：② ① 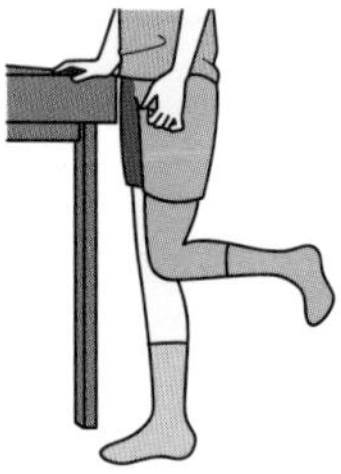 ② 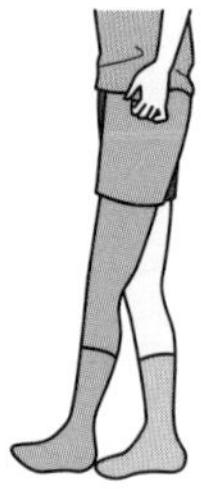
Ⅵ	・立位で股関節の外転が，骨盤挙上による外転角度以上に可能：① ・座位で，内側・外側ハムストリングスの交互収縮により，下腿の内旋・外旋が可能（足関節の内がえし，外がえし）：② ① 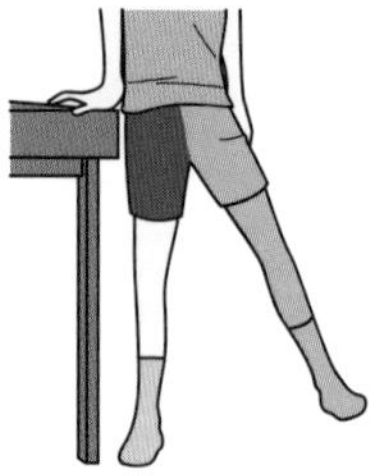 ② 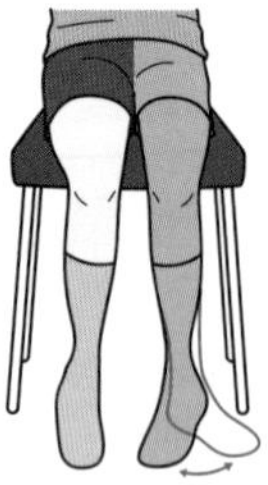

上肢のステージⅣの覚え方

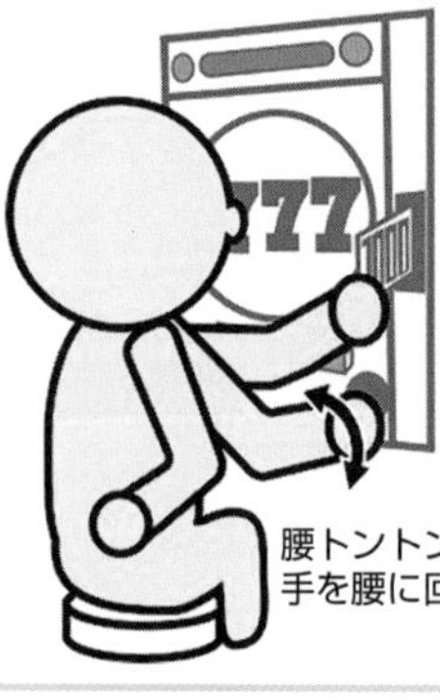

パチンコでの上肢の動きをイメージすると分かりやすい．

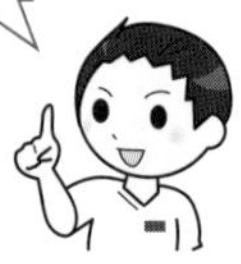

●脳血管障害の回復過程における介入例

急性期 **（～1か月程度）**	・意識レベル，血圧，呼吸状態などを確認し，リスク管理のもと作業療法を実施 ・早期離床，座位保持，立位訓練 ・麻痺の回復段階に合わせたアプローチ ・弛緩性麻痺（ステージⅠ）：良肢位保持（亜脱臼の予防），筋再教育 ・痙性麻痺（ステージⅡ～）：痙性抑制，関節可動域訓練
回復期 **（～6か月）**	・上肢機能訓練：Brunnstrom法ステージの段階に合わせた訓練 ・神経生理学的アプローチ（ボバース法など） ・CI療法（非麻痺側を抑制し，麻痺側を集中的かつ強制的に使用させることで機能回復を促進する） ・神経筋電気刺激による筋再教育 ※状況に応じて利き手交換訓練 ・高次脳機能障害への介入（認知機能の評価と介入） ・上肢運動イメージ訓練，バーチャルリアリティを用いた訓練，反復性経頭蓋磁気刺激（rTMS）などの活用 ・疼痛コントロール ・ADLへのアプローチ（入浴動作，トイレ動作）など実践的な介入を実施 ・装具，自助具の活用 ・自宅退院などを見据えて，多職種連携による包括的アプローチ，外出訓練，職場復帰 ・住環境整備：手すり設置，段差解消
生活期	・社会資源の活用，地域での活動への参加 ・介護保険の利用（通所リハビリテーションなど）

●FIM

ADLの評価ではFIMが用いられる．FIMの得点と自立度（介助量）を理解しよう．

FIM得点	自立度（介助量）
7点	自立
6点	修正自立
5点	監視
4点	最小介助
3点	中等度介助
2点	最大介助
1点	全介助

過去問題　1-A-[1]

49回PM4

50代の女性．脳出血による右片麻痺．発症後8か月が経過した．右利きであったが利き手交換を実施した．Brunnstrom法ステージは上肢Ⅳ，手指Ⅳ，下肢Ⅴ，感覚機能は表在・深部とも軽度鈍麻で，握力は右2kg，左28kg，立位バランスは良好である．

この患者が実施可能な動作はどれか．

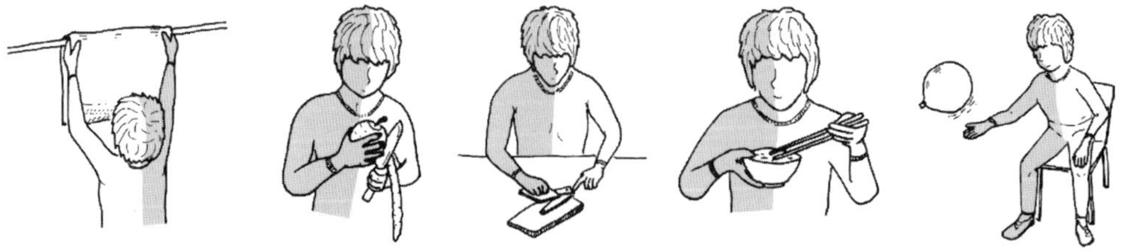

1．タオルを干す　2．リンゴの皮をむく　3．左手の爪を切る　4．茶碗を持つ　5．手掌で風船を打つ

設問構造の確認

50代の女性．〈脳出血①による右片麻痺．発症後8か月が経過した〉．〈右利きであったが利き手交換を実施した〉．

└→ 症状はほぼ固定

②└→ 左手（非麻痺側）はある程度使える

〈Brunnstrom法ステージは上肢Ⅳ，手指Ⅳ，下肢Ⅴ〉，〈感覚機能は表在・深部とも軽度鈍麻で，握力は右2kg⑤，左28kg，立位バランスは良好である〉．

③└→ 上肢Ⅳの動きを理解しよう

④└→ 感覚が全くないわけではない

└→ 左手より弱いが右手（麻痺側）も握りは可能

この設問のポイント

動作をイメージしよう．

上肢ステージⅣ

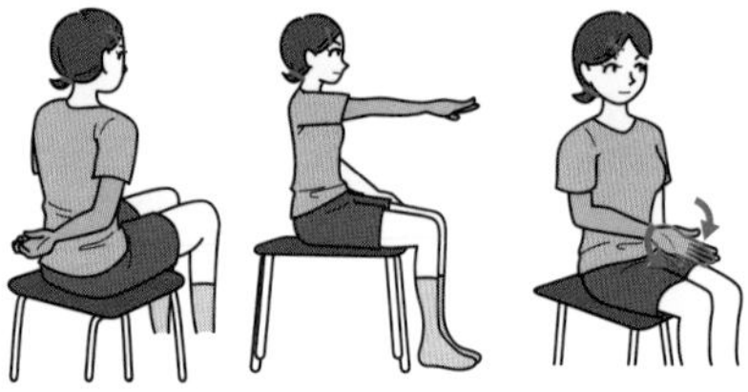

手指ステージⅣ

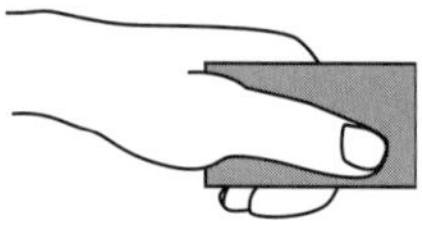

横つまみが可能

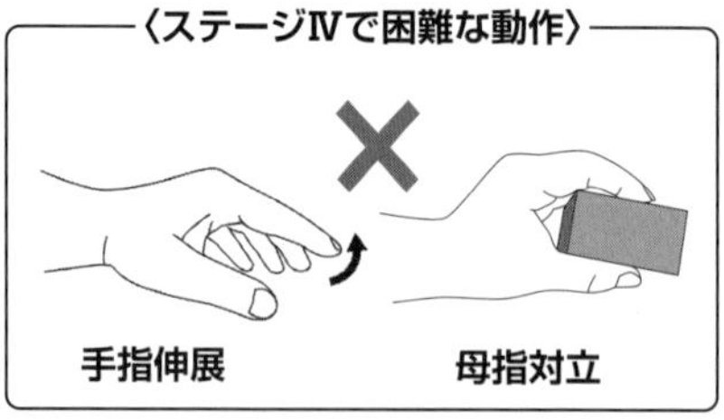

選択肢

1．（×）**タオルを干す**

肩関節の90°以上の挙上が必要であり困難な動作である．③より

2．（×）**リンゴの皮をむく**

麻痺側手関節の伸展・母指対立・手指伸展が必要であり困難な動作である．③より

3．（○）**左手の爪を切る**

設問図のように，麻痺側前腕の回内位で，爪切りを押さえる動作は可能である．③，④より

4．（×）**茶碗を持つ**

麻痺側手関節の伸展，手指対立動作，茶碗を持ち続ける力が必要であり困難な動作である．③，⑤より

5．（×）**手掌で風船を打つ**

手掌で風船を打つ場合，肘と手指を伸展する必要がある．また，感覚障害を認めるため，風船の感触が分からない可能性があり困難な動作である．③，④より

正答　3

過去問題 1-A-2

49回PM5

70歳の男性．2年前に脳卒中による左片麻痺を発症した．Brunnstrom法ステージは上肢と手指はⅡで，下肢はⅢである．左半側空間無視を認める．FIMでは，セルフケアの6項目と移乗の3項目は4点で，車椅子での移動項目は3点である．

自宅でのリハビリテーションに際し優先されるべき目標はどれか．

1. 移乗動作の向上
2. 屋内杖歩行の自立
3. 左手指機能の向上
4. 車椅子駆動操作の自立
5. 左半側空間無視の改善

設問構造の確認

70歳の男性．〈2年前に脳卒中による左片麻痺を発症した〉．〈Brunnstrom法ステージは上肢と手指はⅡで，下肢はⅢである〉．

① → 症状はほぼ固定

② → 上肢・手指より下肢の随意性が高い

〈左半側空間無視を認める〉．〈FIMでは，セルフケアの6項目と移乗の3項目は4点で，車椅子での移動項目は3点である〉．〈自宅でのリハビリテーションに際し優先されるべき目標はどれか〉．

③

④ → 軽介助

⑤ → 中等度介助

⑥ → 院内ではなく，「自宅」でのリハの優先度が高い目標

この設問のポイント

ステージは上肢より下肢が高く，ADLはセルフケア・移乗で介助量が少ない（④）．
発症から2年が経過していることから，身体機能やADLのさらなる改善，大きな変化は望めないため「自立」や「改善」ではなく，現状の能力を「向上」させる選択肢に着目する．

選択肢

FIMの得点と介助量

7点	完全自立	
6点	修正自立	
5点	監視	
4点	軽介助	④セルフケア，移乗
3点	中等度介助	⑤車椅子での移動
2点	重度介助	
1点	全介助	

1. **（○）移乗動作の向上**
   移乗動作は4点（軽介助）なので向上することは可能．④より
2. **（×）屋内杖歩行の自立**
   杖歩行に関する直接的な情報は設問にない．また，車椅子の移動は3点なので屋内杖歩行の自立（FIMで6点）は難しい．
3. **（×）左手指機能の向上**
   左手は麻痺側であり，発症から2年が経過しているので手指機能の向上は自宅リハでは難しい．①，②より
4. **（×）車椅子駆動操作の自立**
   車椅子の移動は3点（中等度介助）なので，車椅子駆動操作の自立（FIM7点）は難しい．⑤より
5. **（×）左半側空間無視の改善**
   発症から2年経過しているので，左半側空間無視が改善するのは難しい．①，④より

正答 1

過去問題　1-A-3

54回AM10

68歳の女性．発症後2か月の脳卒中右片麻痺患者．Brunnstrom法ステージは上肢Ⅳ．上肢の伸筋群に随意的な関節運動が認められるようになった．

肘伸展を誘発するための作業療法で**適切でない**のはどれか．

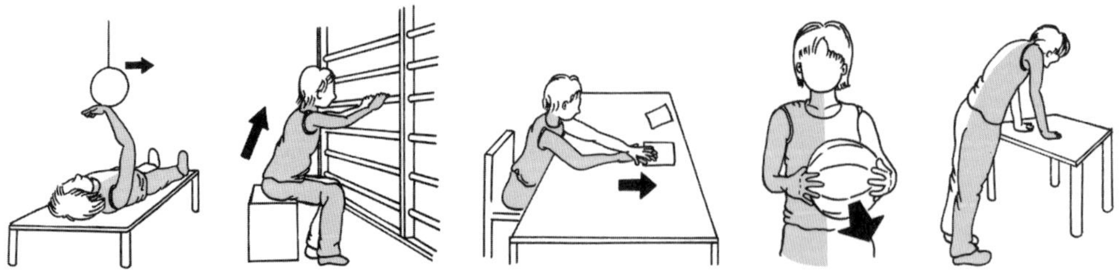

1　　2　　3　　4　　5

設問構造の確認

68歳の女性．発症後2か月の脳卒中右片麻痺患者．〈Brunnstrom 法ステージは上肢Ⅳ．上肢の伸筋群に随意的な関節運動が認められるようになった〉．

① → 回復期

② → 自分で動かすことができるようになってきた

〈肘伸展を誘発するための作業療法〉で適切でないのはどれか．

③ → 選択肢のイラストで肘の動きに着目する

この設問のポイント

各選択肢は上肢ステージⅣで可能な動作である．よって，肘伸展を誘発できる動作かという点で判断する．

選択肢

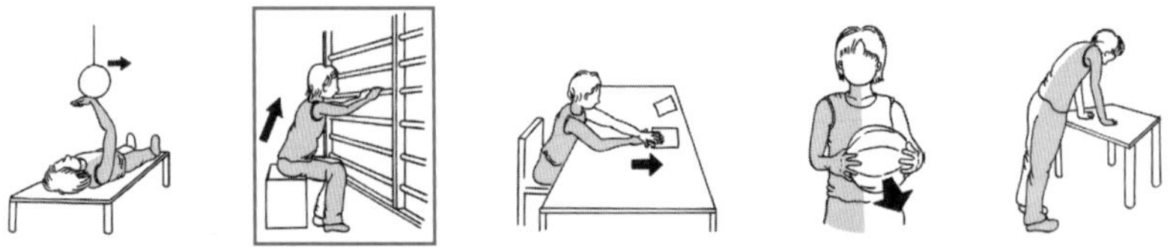

1 肘伸展位　　2 肘屈曲位　　3 肘伸展位　　4 肘伸展位　　5 肘伸展位

1. (○) **右上肢（麻痺側）でボールを打つ．**
   肘伸展位を誘発できる．
2. (×) **肋木につかまりながら，座位から立ち上がる．**
   肋木に身体を引き寄せる動作となり肘屈曲位を誘発する．
3. (○) **机の上でワイピング．手前から奥へ滑らせる．**
   肘伸展位を誘発できる．
4. (○) **ボールを押し出す動作．**
   肘伸展位を誘発できる．
5. (○) **机を押すような動作．**
   肘伸展位を誘発できる．

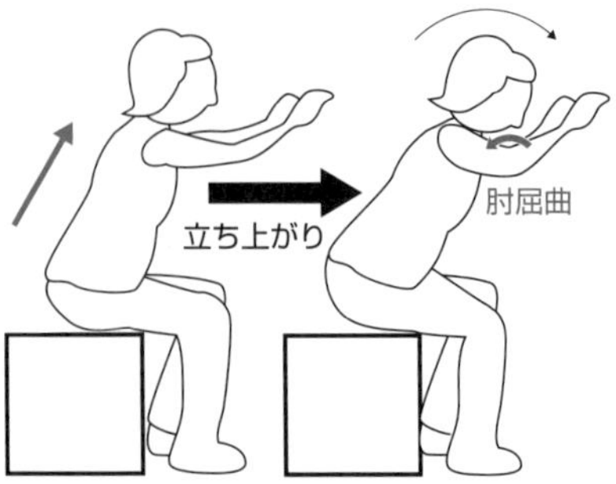

正答　2

過去問題

51回PM6

65歳の男性．脳梗塞で左片麻痺となり1か月が経過した．Brunnstrom 法ステージで上肢Ⅳ，手指Ⅳ，下肢Ⅳ．認知機能と感覚とに障害はない．非麻痺側上肢に機能的な問題はない．短下肢装具を用いて屋内歩行が可能．

作業療法で**適切でない**のはどれか．

1. 両手を用いたループ付きタオルによる洗体
2. 立位で左手を用いたズボンの引き上げ
3. 両手で頭上の高さの棚に衣類を収納
4. 左手を用いたテーブルの雑巾がけ
5. 両手を用いたタオルたたみ

設問構造の確認

65歳の男性．脳梗塞で左片麻痺となり1か月が経過した．〈Brunnstrom 法ステージで上肢Ⅳ，手指Ⅳ，下肢Ⅳ〉．

①→回復期　②→ステージⅣの動きをイメージしよう

〈認知機能と感覚に障害はない．非麻痺側上肢に機能的な問題はない〉．〈短下肢装具を用いて屋内歩行が可能〉．

③→動作に影響なし　④→立位バランスはある程度安定している

この設問のポイント

選択肢をみると，「両手」か「左手（麻痺側）」かが問われていると判断できる．ステージⅣの麻痺側上肢の動きをイメージしよう．

選択肢

1. **(○) 両手を用いたループ付きタオルによる洗体**
   麻痺側上肢は上肢ステージⅣのため，腰背部まで上肢を回すことができる．②より
2. **(○) 立位で左手を用いたズボンの引き上げ**
   ズボンの引き上げは，ウエスト部分を横つまみ，鉤型握りすることで可能になる．②より
3. **(×) 両手で頭上の高さの棚に衣類を収納**
   上肢ステージⅣでは，麻痺側の肩関節は90°までしか挙上できない．肩関節を屈曲して頭上に挙げることができるのはステージⅤである．②より
4. **(○) 左手を用いたテーブルの雑巾がけ**
   肩関節の関節可動域をあまり必要とせず，前腕回内により実施可能である．②，③より
5. **(○) 両手を用いたタオルたたみ**
   非麻痺側上肢に機能的問題はなく，感覚障害もないため，非麻痺側上肢でタオルを操作し，麻痺側上肢でタオルが動かないように固定することで可能である．③より

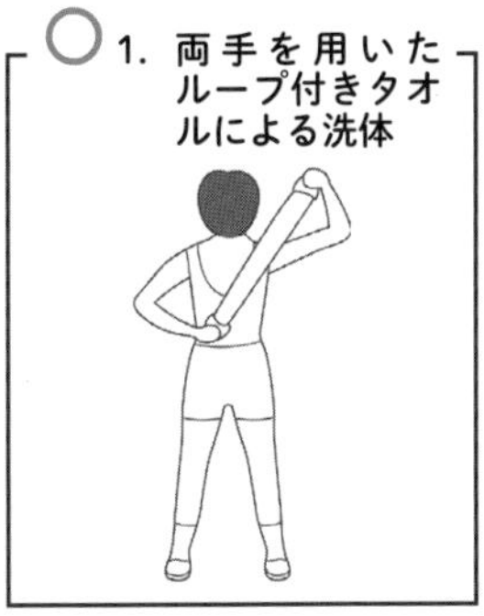

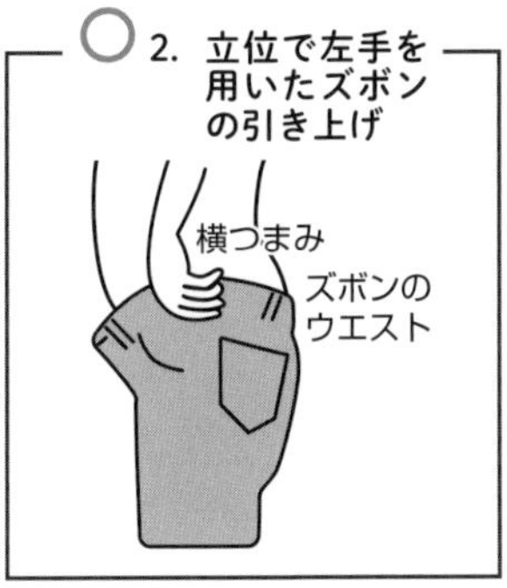

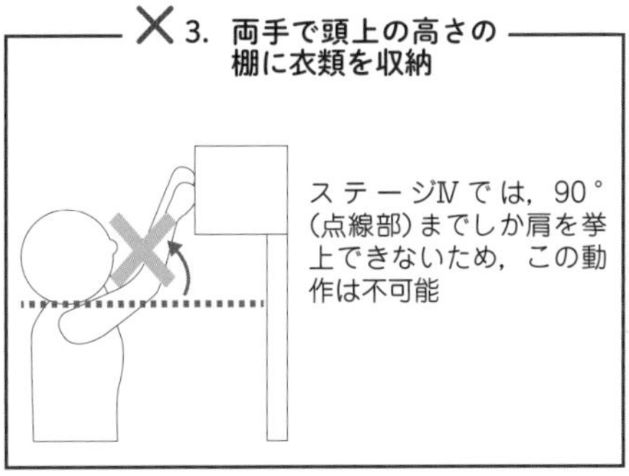

正答　3

演習問題 1-B-1

60歳の女性．脳梗塞による右片麻痺．麻痺側のBrunnstrom法ステージは上肢Ⅲ，手指Ⅳ，下肢Ⅴである．感覚障害・高次脳機能障害はなく，左上下肢の機能に問題はない．右下肢には短下肢装具を装着している．

この患者が実用可能**でない**動作はどれか．

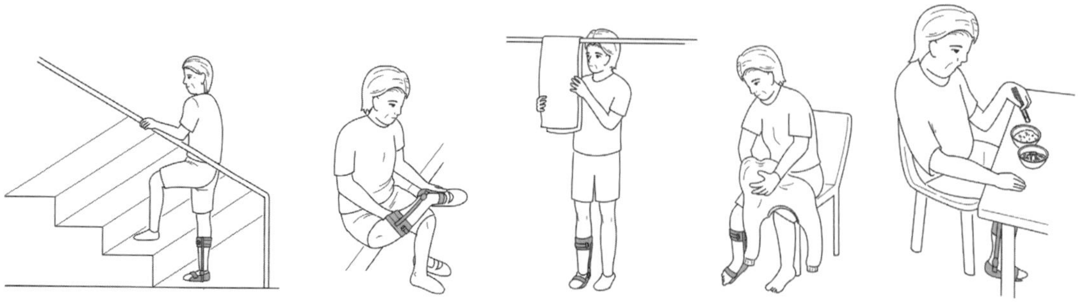

1．階段を昇る．　2．靴の着脱をする．　3．洗濯物を干す．　4．シャツを着る．　5．食事をとる．

設問構造の確認

60歳の女性．脳梗塞による右片麻痺．〈麻痺側のBrunnstrom法ステージは上肢Ⅲ，手指Ⅳ，下肢Ⅴである〉．

① └→麻痺側上肢は中枢部のほうが末梢部より不安定で，下肢機能のほうが上肢機能よりも安定している

〈感覚障害・高次脳機能障害はなく，左上下肢の機能に問題はない〉．

② └→動作に影響はない

〈右下肢には短下肢装具を装着している〉．

③ └→右下肢はステージⅤ：下肢の動きを認める

この設問のポイント

手指と下肢は比較的痙性が弱まっているが，上肢は痙性が著明である．上肢Ⅲでも可能な動作を考える．

選択肢

1. **（○）階段を昇る．**
   下肢ステージⅤであり，短下肢装具を装着しているため可能である．①～③より
2. **（○）靴の着脱をする．**
   下肢ステージⅤであり，非麻痺側の大腿部にのせて靴下の着脱をすることは可能である．①より
3. **（×）洗濯物を干す．**
   上肢ステージⅢでは，肩関節90°以上の挙上はできないため図のように高い位置に洗濯物を干すのは難しい．①，③より
4. **（○）シャツを着る．**
   非麻痺側の袖通しは，鉤型握りにより服を引っかけることで可能となる．①より
5. **（○）食事をとる．**
   上肢ステージⅢ，手指ステージⅣでは右手の箸操作は難しいが，左手では可能である．②より

正答　3

演習問題 1-B-2

65歳の女性．右利き．右視床出血，Brunnstrom 法ステージは上肢Ⅳ，手指Ⅴ，下肢Ⅳ．感覚は表在覚・深部覚ともに重度鈍麻．

この患者が実用的に行える両手動作はどれか．2つ選べ．

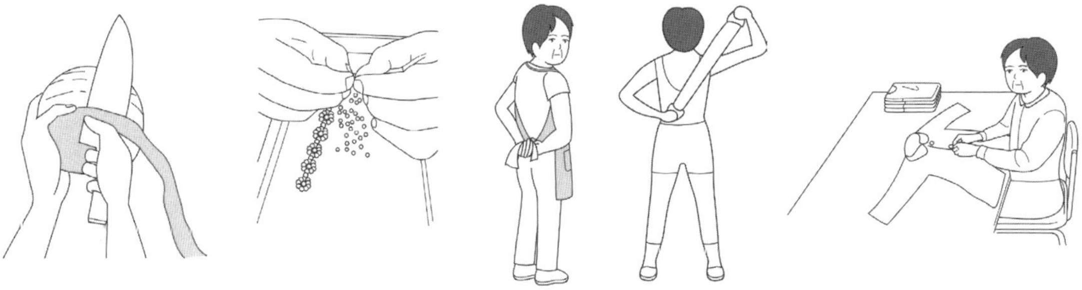

1　2　3　4　5

設問構造の確認

65歳の女性．右利き．右視床出血，〈Brunnstrom法ステージは上肢Ⅳ，手指Ⅴ，下肢Ⅳ〉．

① → 左片麻痺で利き手は右（非麻痺側）　② → 麻痺側上肢は中枢部のほうが末梢部より不安定

〈感覚は表在覚・深部覚ともに重度鈍麻〉．

③ → 重度の感覚障害

この患者が〈実用的に行える両手動作〉はどれか．2つ選べ．

この設問のポイント

各ステージより痙性は弱まっているが，感覚は重度鈍麻（③）である．「視覚的手がかり」が必要となる動作かに注目する．

選択肢

1. （×）**左手（麻痺側）でリンゴを持ち皮をむく．**
   リンゴの把持は可能だが，重度の感覚障害があるため包丁の動きに合わせて回すのが難しい．②，③より
2. （×）**細かいビーズ細工．**
   手指ステージⅤでは，指の分離運動は難しく，感覚障害も残存しているため困難だと考えられる．②より
3. （×）**腰の後ろでエプロンの紐を結ぶ．**
   上肢ステージⅣであり，腰背部まで上肢を回す動作は可能だが，結び目を見ずに，腰の後ろでエプロンの紐の質感を感じとり操作するのは難しい．②より
4. （○）**ループ付きタオルを用いた洗体動作．**
   上肢ステージⅣ，手指ステージⅤであり，動作としては可能である．感覚障害は重度だが，手部をループに引っかけて上下するだけなので実用的な動作だと考えられる．②より
5. （○）**ボタン留め．**
   感覚障害は重度だが，手指ステージⅤで集団伸展が十分にでき，対向つまみなども可能なので，視覚的手がかりを利用することで実用的な動作となる．②より

正答　4，5

演習問題 　　1-B-[3]

63歳の男性．脳梗塞発症後3 か月経過．左片麻痺．Brunnstrom 法ステージは，上肢・手指ともにⅣ，下肢Ⅳ．

この患者に対して行う左上肢の活用を促進する作業療法として**適切でない**のはどれか．

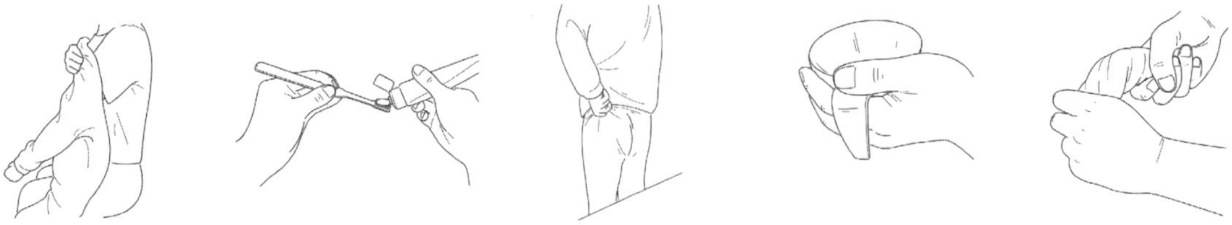

1．上着の左袖に左上肢を通す練習　2．左手指でブラシを固定する練習　3．左手でズボンを引き上げる練習　4．右手で柄付き食器を保持する練習　5．両手でのタオル絞り

設問構造の確認

63歳の男性．脳梗塞発症後 3か月経過．左片麻痺．〈Brunnstrom法ステージは，上肢・手指ともにⅣ，下肢Ⅳ〉．

①→ 回復期で，麻痺側は左側

②→ ステージⅣの動きをイメージしよう

この患者に対して行う〈左上肢の活用を促進する作業療法〉として適切でないのはどれか．

③→ ステージⅣで可能な動作

この設問のポイント

手指ステージⅣは母指対立が困難である．選択肢1～4は，麻痺側（左手）の動作であり，選択肢5は両手の動作である．

選択肢

1．（○）**上着の左袖に左上肢を通す練習**

上肢ステージⅣであれば，肩関節挙上が可能なため，適切である．

2．（×）**左手指でブラシを固定する練習**

麻痺側（左手）の母指対立が必要となるため困難である．

3．（○）**左手でズボンを引き上げる練習**

ズボンのウエスト部分を横つまみで握ることができるため適切である．

4．（○）**右手で柄付き食器を保持する練習**

手指ステージⅣであれば保持可能である．

5．（○）**両手でのタオル絞り**

両手動作であり，母指対立が不十分でも他の4 指で握ることができれば，可能な動作となる．

✕ 2．左手指でブラシを固定する練習

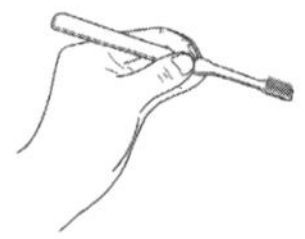

ステージⅣで対立動作は難しい

正答　2

考えること，書くこと，話し合うこと．それらを毎日繰り返しているうちに必ず合格力が培われます．

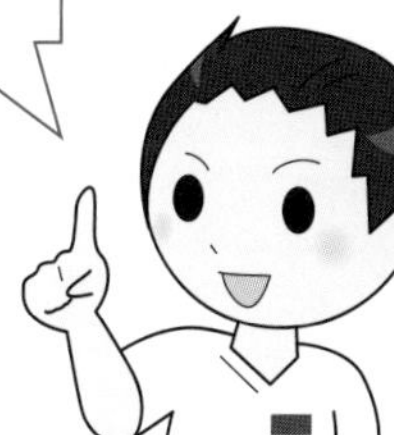

第2講　高次脳機能障害／神経難病

高次脳機能障害

高次脳機能障害の問題では，「評価」を踏まえ，適切な「対応」などを問われることが多い．国試によく出る「評価法」を一覧にまとめたので，まずは検査名と検査内容を押さえておこう．何を評価する検査なのか読み取ることで特徴的な症状を理解しやすくなる．

●評価機能と検査

主な評価機能	検査名	検査内容
遂行機能	BADS (Behavioral Assessment of Dysexecutive Syndrome)	規則変換カード，行為計画検査，鍵探し検査，時間判断検査，動物園地図検査，修正6要素検査の6つの検査を用いる24点満点の検査である．成績は対照群の平均は18.11±2.36点，患者群では11.54±4.10点である．
注意機能	TMT (Trail Making Test Part-A, Part-B)	視覚探索課題である．TMT-Aでは数字を順番に線で結ぶ(持続性注意の評価)．TMT-Bでは数字(1～25)とひらがな(あ～し)を「1→あ→2→い・・・」のように交互に結んでいく(転換性注意の評価)．それぞれの所要時間を計測，比較，検討する．
	CAT (標準注意検査法)	検査に時間を要するが，短期記憶，選択的注意，注意の配分能力，持続性注意など，全般性の注意機能を評価することができる．評価項目は，数唱，視覚性スパン，視覚性末梢課題，聴覚性検出課題，SDMT，記憶更新検査，PASAT，上中下検査，CPT，短期記憶，選択性注意，ワーキングメモリ，持続性注意など多岐にわたる．
前頭葉の機能	FAB (Frontal Assessment Battery)	概念性，心の柔軟性，運動プログラミング，干渉刺激に対する敏感さ，抑制コントロール，環境に対する被影響性を評価できるスクリーニング検査で，18点満点である．
概念機能 思考の柔軟性	WCST (Wisconsin Card Sorting Test)	検査法は，3つの属性「形」「色」「数」について，それぞれ4種類のカードがあり，4枚並べられた刺激カード下に1枚ずつ反応カードを分類する．正反応(一致)が6回連続続いた場合，作業療法士は予告なく分類属性を変更できる．
視覚失認	VPTA (標準高次視知覚検査)	評価項目は，視知覚，物体・画像，相貌，色彩，シンボル，視空間認知と操作，地理的見当識の7項目で，0～2点で評価する．
半側空間無視	BIT (行動性無視検査)	6項目の通常検査(線分二等分試験，線分抹消試験，星印抹消課題，文字抹消試験，描画課題，模写課題)と9項目の行動検査(写真課題，電話課題，メニュー課題，音読課題，時計課題，硬貨課題，書写課題，地図課題，トランプ課題)からなる．通常検査は146点満点でカットオフ値は131点，行動検査は81点満点でカットオフ値は68点である．
	CBS (Catherine Bergego Scale)	半側空間無視患者の生活障害(着衣，整容，食事，移動など)を観察して評価する．10項目を0(困難なし)～3点(左側の探索ができない)で得点化する．
失　行	SPTA (標準高次動作性検査)	評価項目は，顔面動作，物品を使う顔面動作，上肢(片手)慣習的動作，上肢(片手)手指構成模倣，上肢(両手)客体のない動作，上肢(片手)連続動作，上肢・着衣動作，上肢・物品を使う動作，下肢・物品を使う動作，上肢・描画(自発)，上肢・描画(模写)，積み木テストがある．
失　語	SLTA (標準失語症検査)	言語症状の経時的な把握が可能である．「聞く，話す，読む，書く，計算」の5領域，26項目からなり，6(完全正答)～1点(誤答)で採点する．
	WAB失語症検査 (Western Aphasia Battery)	言語症状を数量化し失語症状を客観的に評価する．各下位検査項目は，言語性検査(自発話，話し言葉の理解，復唱，呼称，読み，書字)，非言語性検査(行為，構成行為・視空間行為)の8領域，38の下位項目から構成される．失語症の重症度である失語指数(AQ)と，全体的な認知機能の重症度である大脳皮質指数(CQ)が算出される．
知　能	RCPM (レーヴン色彩マトリックス検査)	推理能力(知的能力)を評価する．動作性検査で非言語的な検査であり，失語症や認知症者にも用いることができる．対象年齢は45歳以上で，カットオフ値は24点である．
	WAIS-Ⅳ (ウェクスラー成人知能検査)	対象は16歳0か月～90歳11か月までの成人である．15の検査項目(基本検査10項目，補助検査5項目)で構成される．全検査IQと言語理解指標(類似，単語，知識)，知覚推理指標(積木模様，行列推理，パズル)，ワーキングメモリ指標(数唱，算数)，処理速度指標(記号探し，符合)が算出される．
記憶機能	WMS-R (ウェクスラー記憶検査)	即時記憶と近時記憶を評価できる．下位検査項目(13項目)で，言語性記憶，視覚性記憶，一般性記憶，遅延再生，注意/集中力の指標を算出できる．
	三宅式記銘力検査	各10組の単語を提示して復唱・想起する有関係・無関係対語(例：鉛筆ー消しゴム，少年ー畳)を3回行い，各回の正答数を算出する．健常成人の正答数は，有関係対語では1回目に8.5，3回目には10の正答となる．無関係対語についても3回目で8.5と正答数は多くなる．
	RBMT (日本版リバミード行動記憶検査)	日常生活に近い場面を想定した日常記憶(氏名，持ち物，約束，絵，物語，顔写真，道順，用件，見当識)を評価する．標準プロフィール得点は24点満点で，スクリーニング得点は12点満点である．
視覚構成能力，視覚認知，視覚記銘	BVRT (Benton視覚記銘検査)	10種類の図版を用いて，①10秒提示即時再生，②5秒提示即時再生，③模写，④10秒提示15秒後に再生の4施行を実施する．正確性と誤謬数を点数化する．

●画像の読解で大切なこと

1. 脳画像の左右どちらで問題が生じているか？

■右半球損傷

半側空間無視，病態失認，構成障害，着衣失行，相貌失認などが生じる．

■左半球損傷

失語症，観念運動失行，観念失行，Gerstmann症候群などが生じる．

※右利きの人の約90％で言語機能は左半球優位．

2. 画像の高さを確認する

■側脳室レベル

■基底核レベル

まずはこの２つを確認するだけで理解が深まる．

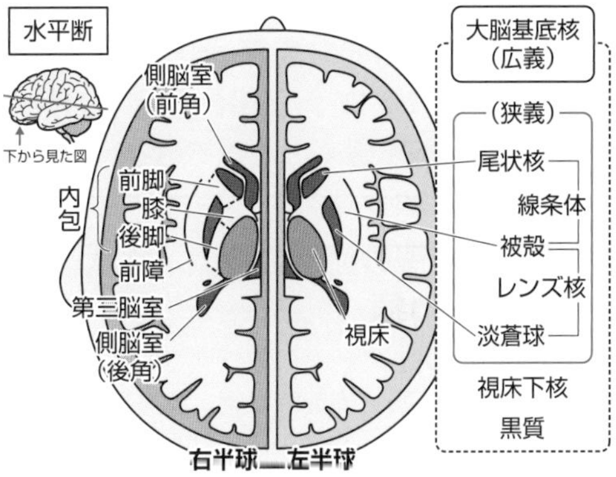

※注：脳画像は基本的に向かって左側が右半球，右側が左半球である．

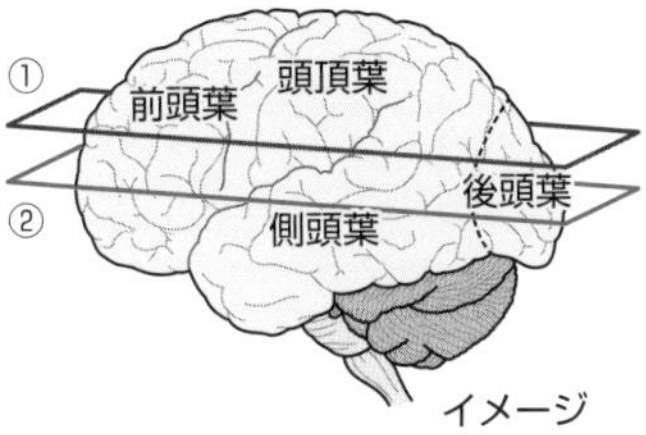

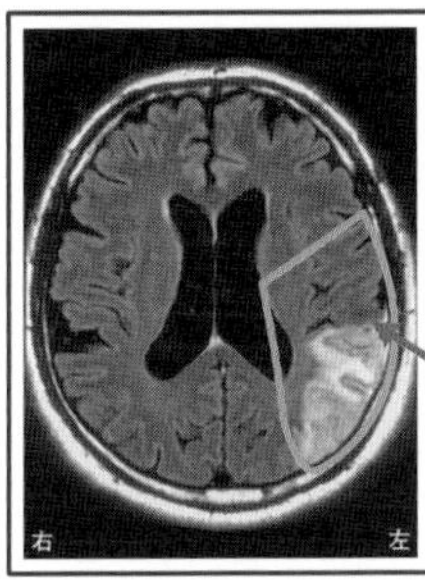

①側脳室レベル

〔MRI（FLARE）画像〕

およそ

頭頂葉エリア

（PT52回PM9）

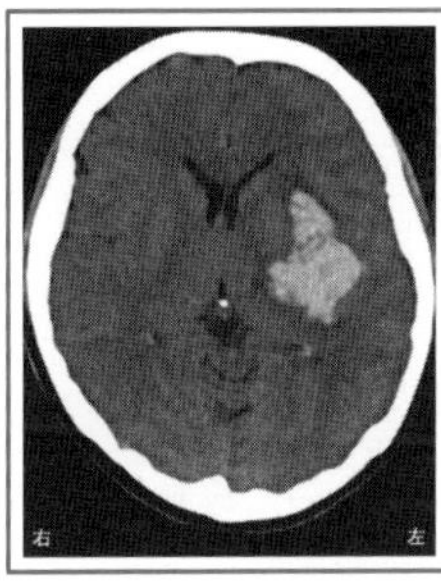

②基底核レベル

（CT画像）

内包，基底核，視床が観察できる．

※側頭葉が観察できる．

※基本的に，**頭頂葉**は観察できない．

（OT50回PM4）

●MRI画像　ワンポイントアドバイス

- T1強調画像：脳の解剖学的な構造を表現．脳脊髄液が低信号域（黒）
- T2強調画像：脳脊髄液と梗塞巣が高信号域（白），脳実質が低信号域（黒）
- T2スター強調画像：微小出血の検出（低信号域・黒）に有用
- FLARE画像：脳脊髄液が低信号域（黒），梗塞巣が高信号域（白）となる画像．脳脊髄液に隣接した病変の検出に有用
- 拡散強調画像：超急性期（発症から１時間）からの脳梗塞の検出に有用

神経難病

神経難病の代表的な疾患は「Parkinson病」「多発性硬化症」「筋萎縮性側索硬化症（ALS）」である．それぞれ，「特徴的な症状」「発症からの時期」「現在の状況」「予後」などを理解しておけば正答を導くことができる．介入時期などを確認しながら設問にあたるとよい．

■代表的な疾患の症状の特徴，症状進行と予後

1. Parkinson病

【特徴的な症状】

・固縮，寡動（無動），安静時振戦，姿勢反射障害，小刻み歩行，すくみ足，自律神経症状

●Hoehn & Yahrの重症度分類

Ⅰ度	Ⅱ度	Ⅲ度	Ⅳ度	Ⅴ度
・症状（手足のふるえや筋肉のこわばり）は片側のみ	・両側性に症状（手足のふるえや筋肉のこわばり）が出現する.	・姿勢反射障害，歩行障害がみられ，方向転換時に転倒しやすくなる. ・機能障害は軽度～中等度だが，自力で生活できる.	・重篤な機能障害を呈す. ・かろうじて歩行可能だが，ADLの一部で介助を要す.	・車椅子および寝たきり生活となり，起立・歩行は不可能である.

●作業療法時のポイント

・ADL能力の改善，特に移動，移乗動作時の方向転換や歩行障害，バランス障害への介入
・寡動（無動）や活動制限による二次的な機能低下への介入
・視覚刺激（目印）や聴覚刺激（リズム）を用いた練習が効果的である.

2. 多発性硬化症

【特徴的な症状】

・中枢神経の至るところで発症し（空間的），神経症状が増悪と寛解を繰り返す（時間的）.
・視力，眼球運動障害，四肢の筋力低下，感覚障害，深部腱反射亢進，運動失調，振戦，構音障害，Lhermitte《レルミット》徴候*，Uthoff《ウートフ》徴候*，易疲労性，多幸感，抑うつを特徴とする.

*Lhermitte徴候：頸部を他動的に前屈させると，頸部から腰背部にかけて電撃痛が生じる徴候.
*Uthoff徴候：体温の上昇に伴って神経症状が増悪し，体温が低下すると神経症状は改善する徴候.

●多発性硬化症の時間的経過イメージ

神経症状が増悪と寛解を繰り返す.

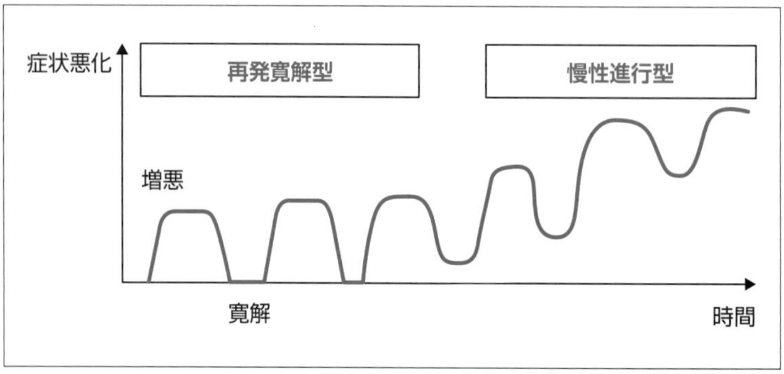

●作業療法時のポイント

- 視力低下，易疲労性を認めるため，細かな作業は要注意である．
- Uthoff徴候がみられるため，ホットパック，入浴などは要注意である．

3. 筋萎縮性側索硬化症（ALS）

【特徴的な症状】

・筋力低下（遠位→近位筋），筋萎縮（母指球・小指球萎縮），構音障害，嚥下障害，呼吸筋の障害を特徴とする．

※感覚障害，眼球運動障害，膀胱直腸障害，褥瘡は生じにくい．

●筋萎縮性側索硬化症の時間的経過イメージ

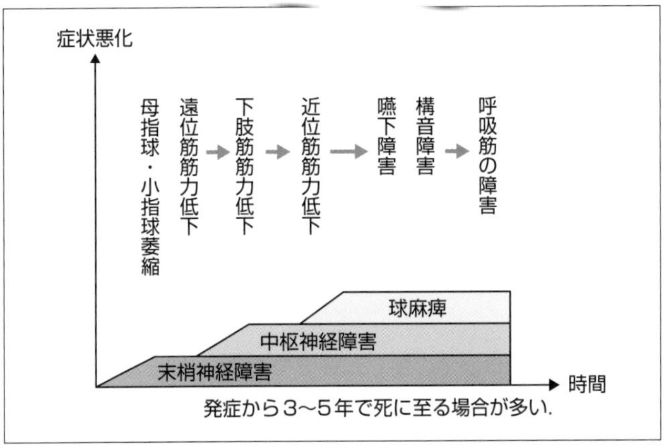

●作業療法時のポイント

- 筋力，関節可動域，ADL訓練，自助具，発声・構音障害への介入，嚥下方法（食事形態）の検討，住環境整備
- 症状の進行状態に合わせて，コミュニケーションに関わる意思伝達装置，環境制御装置などを活用
- 進行末期まで眼球運動障害は生じにくく，透明文字盤を使用した意思疎通が可能

●神経難病に対する評価項目

- MMT，握力，STEF，ROM，感覚障害，Hoehn & Yahrの重症度分類，歩行障害，ADLへの影響（FIM得点，介助の程度，自力でできる部分），バランス，姿勢，呼吸機能など．
  これらの評価結果から，現在の機能，機能面の時系列的変化を読み取る．

過去問題　2-A-1

54回PM11

30歳の男性．調理師．頭部外傷受傷後4か月が経過し，回復期リハビリテーション病棟に入院している．麻痺はないが，明らかな企図振戦がある．意識障害や著しい記銘力低下はないが，些細なことで怒り出す．作業をする場合にはすぐに注意がそれてしまい継続できず，口頭での促しが必要である．ADLは自立し，現職復帰を希望している．

この時期の作業療法の指導で正しいのはどれか．

1. 受傷前の職場を訪問させる．
2. 包丁を用いた調理訓練を行う．
3. 作業の工程リストを作らせる．
4. 訓練はラジオを聴かせながら行う．
5. 怒り出したときには厳格に注意する．

設問構造の確認

30歳の男性．調理師．〈頭部外傷受傷後4か月が経過し，回復期リハビリテーション病棟に入院している〉．

①病前の仕事　②

〈麻痺はないが，明らかな企図振戦*がある〉．〈意識障害や著しい記銘力低下はないが，些細なことで怒り出す〉．

③　→特徴的な症状　④　→易怒性：前頭葉症状

〈作業をする場合にはすぐに注意がそれてしまい継続できず，口頭での促しが必要である〉．ADLは自立し，現職復帰を希望している．この時期の作業療法の指導で正しいのはどれか．

⑤　→注意力（転導性），集中力の低下：前頭葉症状　→対応のポイント

⑥　→回復期リハ病棟入院中

*企図振戦：目的物に近づくほど四肢の振戦が激しくなること．

選択肢

1. （×）**受傷前の職場を訪問させる．**
   設問からは現段階の能力で受傷前の職場（調理師）に復帰できるのか判断できない．また，高次脳機能障害（注意障害や易怒性）が残存しており職場訪問は時期尚早である．①～④より

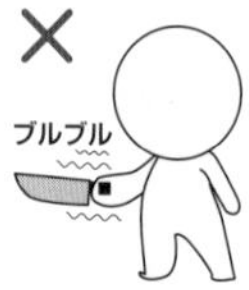

2. （×）**包丁を用いた調理訓練を行う．**
   企図振戦により，安定して包丁を操作できない可能性が高い．以前できていた包丁操作ができないという失敗体験や，怪我のおそれもあり適切でない．①，③より
3. （○）**作業の工程リストを作らせる．**
   注意力・集中力の低下を認めているため，作業の工程リストを作成することでやるべき課題や工程について整理ができ，適切である．⑤より

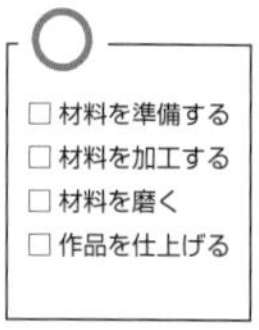

4. （×）**訓練はラジオを聴かせながら行う．**
   「作業する場合にはすぐに注意がそれてしまう」と記載がある．ラジオの音に注意が向き課題に集中できない可能性があるため適切でない．⑤より
5. （×）**怒り出したときには厳格に注意する．**
   作業療法士は，「注意」するのではなく，感情のコントロールが行えないことを理解し，患者とともに対処法を検討する．

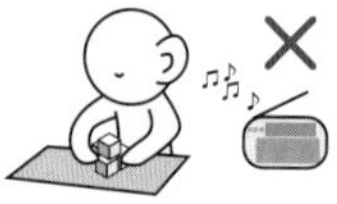

正答　3

過去問題

2-A-2

53回AM13

55歳の男性．2年前に筋萎縮性側索硬化症と診断された．2か月前に誤嚥性肺炎を起こして入院した．肺炎改善後，胃瘻が造設された．構音障害が重度で，発音は母音のみ可能．発声持続時間は8秒．湿性嗄声はない．唾液の空嚥下は可能である．上肢の筋力はMMTで4レベルであるが，体幹および下肢の筋力は3．歩行のFIMは1，移乗のFIMは6及びトイレ動作のFIMは6であった．自宅退院を計画している．

この患者に対する対応で正しいのはどれか．

1. 食事を常食で再開する．
2. エアマットの使用を勧める．
3. 透明文字盤の使用を勧める．
4. ポータブルトイレの使用を勧める．
5. チンコントロール電動車椅子を導入する．

設問構造の確認

55歳の男性．2年前①に筋萎縮性側索硬化症と診断された．2か月前②に誤嚥性肺炎を起こして入院した．

〈肺炎改善後，胃瘻が造設された〉③．〈構音障害が重度で，発音は母音のみ可能．発声持続時間は8秒．

④ 構音障害の具体的な内容

⑤ ある程度持続可能

湿性嗄声はない．唾液の空嚥下は可能である〉．〈上肢の筋力はMMTで4レベルであるが，体幹および下肢の筋力は3〉⑥．〈歩行のFIMは1，移乗のFIMは6及びトイレ動作のFIMは6であった〉⑦．自宅退院を計画している．

嗄声：かすれ声

唾液の飲み込み可能

重力と中等度の抵抗に対応できる

重力に対応できる

歩行：全介助，移乗，トイレ動作：修正自立

⑧ 自宅でできること

この設問のポイント

筋力低下を認める（⑥）が，移乗，トイレ動作は可能（⑦）．困難なことは，構音（④）と歩行（⑦）である．

選択肢

1. （×）**食事を常食で再開する．**
   胃瘻が造設され，構音障害が重度である．再度誤嚥性肺炎となる可能性があり適切でない．③，④より
2. （×）**エアマットの使用を勧める．**
   エアマットは体位変換が困難な患者の褥瘡予防で用いられる．上肢筋力はMMT4，体幹の筋力も3であり，臥位姿勢を自力で調整できる．⑥より
3. （×）**透明文字盤の使用を勧める．**
   現状では発声持続時間が8秒可能なため，意思を言語で伝えられると考えられる．⑤より
   ※この選択肢を選んだ方はよく勉強している．筋萎縮性側索硬化症では症状が進行すると透明文字盤を使用する場合が多い．
4. （○）**ポータブルトイレの使用を勧める．**
   移乗・トイレ動作は可能だが歩行が困難だと考えられるため，ベッドサイドで使用するポータブルトイレの使用を勧める．⑦，⑧より
5. （×）**チンコントロール電動車椅子を導入する．**
   上肢筋力はある程度保たれており，チン（顎）を利用した車椅子の必要性は低い．⑥，⑦より

正答　4

51回PM7

67歳の男性．Parkinson病，Hoehn & Yahrの重症度分類ステージⅢ．室内は伝い歩きで屋外は歩行車を用いているが，最近，体幹の前屈傾向がみられ時々つまづいて転倒する．

この患者の住環境整備で**適切でない**のはどれか．

1. 段差の解消
2. 手すりの設置
3. 引き戸の導入
4. ベッドの導入
5. 毛足の長いじゅうたんの設置

設問構造の確認

67歳の男性．Parkinson病①，〈Hoehn & Yahrの重症度分類ステージⅢ②〉．〈室内は伝い歩きで屋外は歩行車を用いているが③，最近，体幹の前屈傾向がみられ時々つまづいて転倒する④〉．

② → 明らかな歩行障害を認める 日常生活は1人で可能 → ③

④ → 歩行障害

この設問のポイント

ステージⅢは機能的障害は軽～中等度だが，歩行障害を認める．設問から，具体的な歩行の問題（③，④）を理解する．

選択肢

1. （○）**段差の解消**
2. （○）**手すりの設置**

（1・2）室内は伝い歩きで，つまづきや歩行障害も認める．できる限り室内の段差を解消し，手すりを設置することで安全な室内移動が可能となる．③より

3. （○）**引き戸の導入**
   引き戸は前後に移動することなく開閉できるため，歩行障害や立位が不安定な患者に有効な手段である．
4. （○）**ベッドの導入**
   体幹の前屈傾向がみられると立ち上がりにくくなる．ベッドは布団に比べ立ち上がりが容易なので導入を検討するとよい．
5. （×）**毛足の長いじゅうたんの設置**
   毛足の長いじゅうたんはつま先にひっかかりやすいため，歩行障害を認める患者には適さない．④より

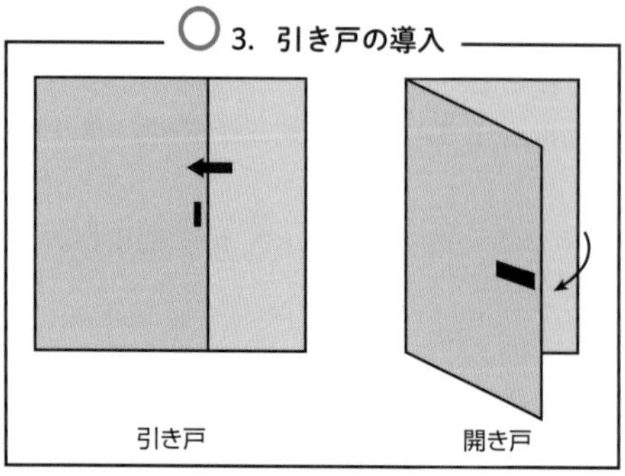

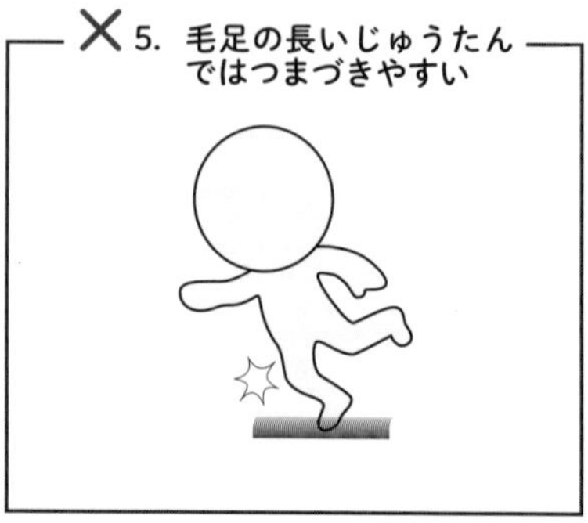

正答　5

演習問題　2-B-1

62歳の男性．脳血管障害．右利き．発症1か月で回復期リハビリテーション病棟に転院してきた．入院時の頭部MRI画像を示す．

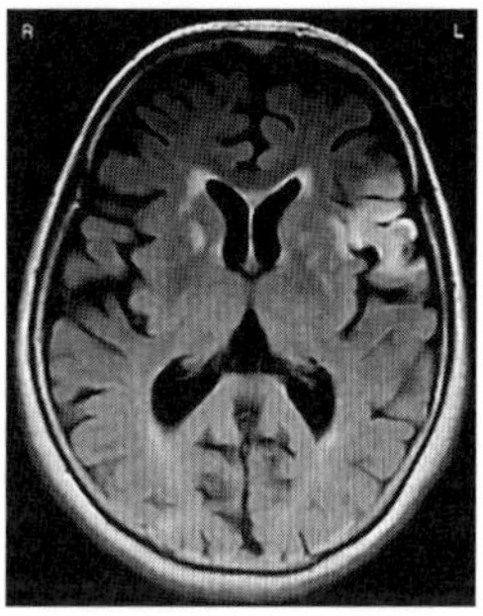

この患者に予測される症状はどれか．

1　運動性失語
2　企図振戦
3　球麻痺
4　観念運動失行
5　すくみ足歩行

設問構造の確認

62歳の男性．脳血管障害①．右利き②．《発症1か月③で回復期リハビリテーション病棟に転院してきた》．

②→左半球が優位半球

③→回復期

入院時の頭部MRI画像を示す④．

④→左半球の高信号域（白）に注目しよう

この設問のポイント

（1）左右の確認
　左半球の障害
　（一部右半球の障害）
（2）画像の高さ
　基底核レベル

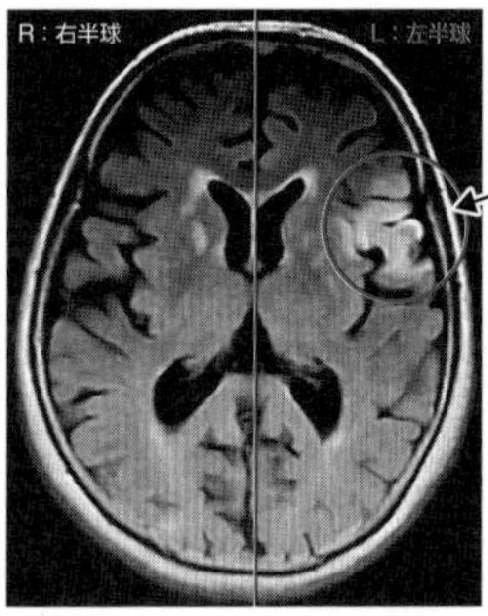

選択肢

1. （○）**運動性失語**
左半球の前頭葉（Broca野）の損傷で生じる．本人は言葉を理解できているが，自発語，復唱，呼称など表出の問題を認める．

2. （×）**企図振戦**
小脳の障害で生じる．目的物に近づくほど四肢の振戦が激しくなることをいう．

3. （×）**球麻痺**
主に延髄（脳神経：舌咽神経，迷走神経，舌下神経）の障害で生じる．嚥下障害や構音障害を生じる．

4. （×）**観念運動失行**
左半球の頭頂葉（左縁上回）の損傷で生じる．作業療法士などの指示により，バイバイ，おいでおいでなどの習慣的動作を再現できない状態をいう．

5. （×）**すくみ足歩行**
大脳基底核の障害で生じる．主にParkinson病でみられる．

ちなみに…

観念失行とは，動作の順番や，道具の使用方法が分からなくなる障害で，マッチを擦って，ろうそくに火をつける，急須でお茶を入れるなどの一連の系列動作ができない状態のことをいう．

正答　1

演習問題　　2-B-2

45歳の男性．外傷性脳損傷後2か月経過．意識は清明で著明な麻痺は認めない．BADSは10/24点，TMT-Aは90秒，三宅式記銘力検査の正答は有関係対語3-5-7であった．

この患者の作業療法実施時の留意点として適切なのはどれか．

1. 作業工程の多い作業を選択する．
2. 多人数での協同作業を行う．
3. 経験のない作業への参加を促す．
4. 軽度の全身運動を取り入れる．
5. 最初にすべての課題を説明する．

設問構造の確認

45歳の男性．外傷性脳損傷後2か月経過．〈意識は清明で著明な麻痺は認めない〉．

①外傷性脳損傷

②2か月経過 → 回復期

③ → 意識清明：言語指示が通じる，麻痺がない：運動面に大きな問題はない

〈BADSは10/24点，TMT-Aは90秒，三宅式記銘力検査の正答は有関係対語3-5-7であった〉．

④BADS　⑤TMT-A　⑥三宅式記銘力検査

この設問のポイント

BADS：遂行機能検査

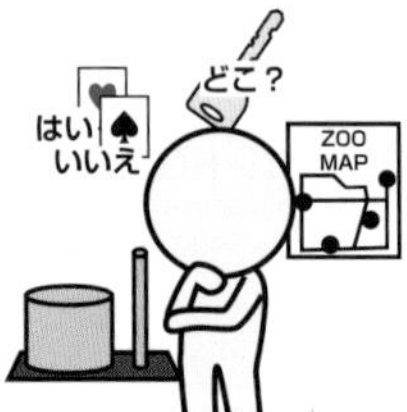

健常群平均　約18点
症例は10点
↓
遂行機能障害を認める

TMT：注意機能の評価

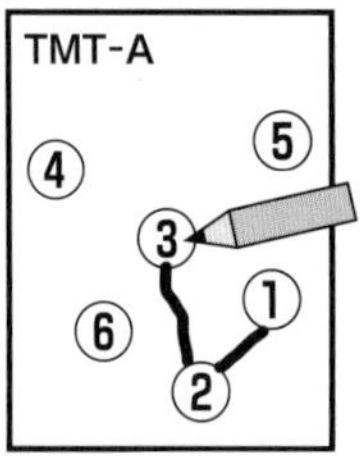

健常群平均：84.5秒[1]
症例は90秒
↓
注意の持続と選択の障害を認める

三宅式記銘力検査：聴覚性の記憶検査

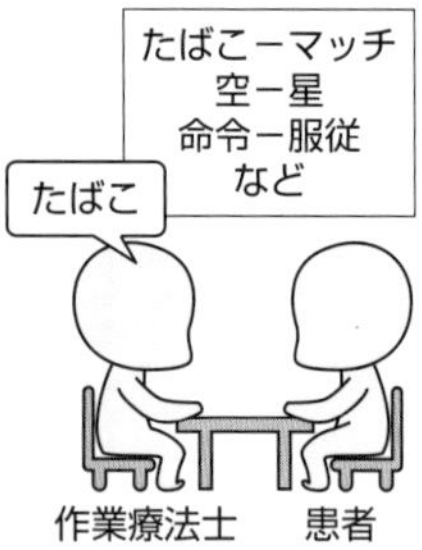

有関係対語
①単語を10個を読み上げる．
②単語の対語を答えてもらう．
③これを3回実施する．

症例の**有関係3-5-7**は
1回目：3/10組正答
2回目：5/10組正答
3回目：7/10組正答
→3回目でも全問正答とならない．

健常群平均：1回目：8.5個
3回目：10個
↓
短期記憶の障害を認める

1) 鹿島晴雄：注意障害と前頭葉損傷．リハビリテーション医学，vol32.No.5：294-297，1995.

選択肢

1. (×) **作業工程の多い作業を選択する．**
   遂行機能障害と注意障害があり，工程が多いと混乱するため適切でない．④〜⑥より
2. (×) **多人数での協同作業を行う．**
   多人数での協同作業では，注意障害により集中できない可能性が高い．また，他者のペースや進み具合に合わせて自身の作業遂行を調整する必要があり患者にとって負担となる．⑤より
3. (×) **経験のない作業への参加を促す．**
   遂行機能障害があるので，経験のある作業のほうが取り組みやすい．④〜⑥より
4. (○) **軽度の全身運動を取り入れる．**
   著明な麻痺を認めていないため，運動機能の維持・向上のための軽い運動は適切である．③より
5. (×) **最初にすべての課題を説明する．**
   短期記憶に障害を認めることから，一度にすべての課題の説明をされても覚えるのは難しい．⑥より

正答　4

演習問題　2-B-[3]

53歳の女性．筋萎縮性側索硬化症．上肢近位筋の筋力4，上肢遠位筋の筋力3，下肢筋力4．歩行器を使用しADLは自立している．

この患者の洗濯動作訓練で**適切でない**のはどれか．

1. ハンガーに衣服をかける．
2. 洗濯物を低い物干し竿につるす．
3. 洗濯バサミで衣服を留める．
4. 衣服をたたむ．
5. 衣服をタンスに収納する．

設問構造の確認

53歳の女性．筋萎縮性側索硬化症．〈上肢近位筋の筋力4，上肢遠位筋の筋力3，下肢筋力4〉．〈歩行器を使用しADLは自立している〉．

① 進行性疾患

② 上肢近位部より遠位部で筋力低下を認める

③ 下肢筋力は中等度の抵抗に抗する力があり，歩行が可能

④

この患者の洗濯動作訓練で適切でないのはどれか．

⑤ 洗濯動作の作業工程をイメージしよう

この設問のポイント

遠位部の筋力低下（②）を認めることに着目しよう．

筋萎縮性側索硬化症における筋力低下の経過は，[1]遠位部の筋力低下を呈し，[2]徐々に近位部の筋力低下（立ち上がり困難）を認め，[3]体幹，呼吸筋力の低下へと進行する（寝たきり）．

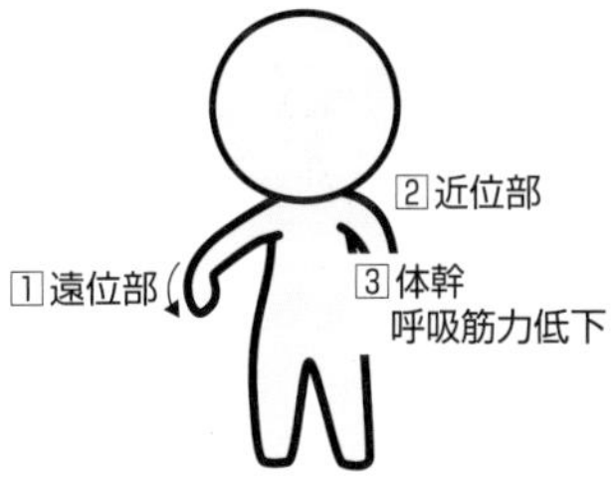

選択肢

1. （○）**ハンガーに衣服をかける．**
   筋力をあまり必要としないため可能だと考えられる．②より
2. （○）**洗濯物を低い物干し竿につるす．**
   低い物干し竿は，高い物干し竿に比べて上肢挙上の筋力を必要としないため可能だと考えられる．②より
3. （×）**洗濯バサミで衣服を留める．**
   洗濯バサミを使用するには手指の筋力が必要となる．遠位部の筋力3では困難だと考えられるため適切でない．②より
4. （○）**衣服をたたむ．**
   筋力をあまり必要としないため可能だと考えられる．②より
5. （○）**衣服をタンスに収納する．**
   上肢近位部の筋力4であり，収納する動作は，可能だと考えられる．②より

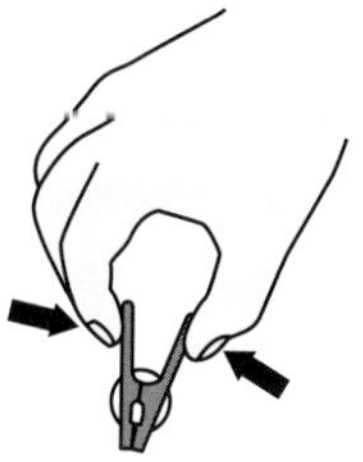

正答　3

第3講 脊髄損傷

脊髄損傷の問題を解くには，損傷の程度を評価する「分類」を頭に入れておく必要がある．中でも，「Zancolliの分類」から機能残存レベルを推測する問題はよく出されるので理解しておこう．

●Zancolliの四肢麻痺上肢機能

グループ	機能髄節レベル	残存運動機能	サブグループ	分類
1. 肘屈曲可能群	C5～C6	上腕二頭筋 上腕筋	A. 腕橈骨筋機能なし	C5A
			B. 腕橈骨筋機能あり	C5B
2. 手関節伸展可能群	C6～C7	長・短橈側 手根伸筋	A. 手関節背屈（伸展）は弱い	C6A
			B. 手関節背屈（伸展）は強い	
			Ⅰ 円回内筋 橈側手根屈筋 上腕三頭筋 機能なし	C6BⅠ
			Ⅱ 円回内筋機能あり	C6BⅡ
			Ⅲ 円回内筋 橈側手根屈筋 上腕三頭筋 機能あり	C6BⅢ
3. 手指伸展可能群	C7～C8	総指伸筋 小指伸筋 尺側手根伸筋	A. 尺側指完全伸展可能	C7A
			B. 全指伸展可能だが母指の伸展弱い	C7B
4. 手指屈曲可能	C8～T1	固有示指伸筋 長母指伸筋 深指屈筋 尺側手根屈筋	A. 尺側指完全屈曲可能	C8A
			B. 全指完全屈曲可能	
			Ⅰ 浅指屈筋機能なし	C8BⅠ
			Ⅱ 浅指屈筋機能あり	C8BⅡ

石田　暉の翻訳から引用（米本恭三監修：最新リハビリテーション医学，医歯薬出版，1999，p207）

C6の覚え方

“宴会父《えんかいとう》さん”はしゃぐ60代

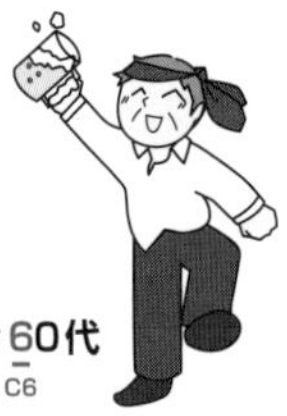

はしゃぐ60代
C6

円回《えんかい》内筋・橈《とう》側手根屈筋・
上腕三《さん》頭筋を思い出そう！

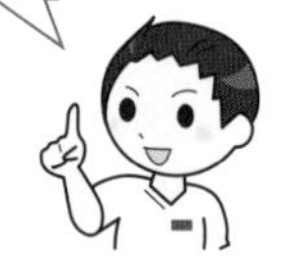

●頸髄損傷高位別の最終獲得ADL 項目

レベル	Key muscle	可能なADL
C4	肩甲挙筋	・タッチセンサーなどによるナースコールの使用 ・タッチセンサーや呼気センサーを使用した，環境制御装置によるOA 機器やベッドの操作 ・マウススティックによるパソコンの操作 ・顎コントロールによる電動車椅子の操作
C5A	三角筋上腕二頭筋	・ポータブルスプリングバランサー，MAS，BFO などを使用してページをめくる． ・ポケット付手関節固定装具（長対立副子）を使用してのスプーンやフォークでの食事 ・コの字・U の字型ジョイスティックを使用しての電動車椅子の操作
C5B	上腕二頭筋腕橈骨筋	・顔を拭く，歯を磨く． ・両手でコップを挟むようにして飲む（前腕回外位）． ・電話をかける． ・リモコンによるOA 機器やベッドの操作 ・長座位の保持 ・屋外では電動車椅子 ・車椅子操作用手袋の着脱 ・車椅子駆動用手袋を使用し，室内（平坦地）にて手動車椅子を操作 ・車椅子上での姿勢変化による除圧動作
C6A	橈側手根伸筋（弱い）	・ベッド柵を使っての寝返り ・ベッド上での前後・左右座位移動 ・万能カフを使用してのスプーンやフォークでの食事 ・おにぎりなどを手掴みで食べる． ・洗顔，整髪，ひげ剃り ・かぶりシャツ，ループを使用しての靴下あるいは靴の着脱 ・リングを使用してのファスナーの上げ下ろし
C6B	長短橈側手根伸筋 大胸筋 前鋸筋 円回内筋	・爪切り台を使用しての爪切り ・改良カテーテルを使用して男性は自己導尿可能 ・埋め込み式便器（ポータブレット）への移乗 ・長座位での坐薬挿入機器を使用しての坐薬挿入 ・ループを使用してのズボンの着脱（ベッド上） ・殿部の皮膚点検（鏡使用） ・自走式シャワーチェアによる入浴 ・同じ高さの洗い台への移乗 ・ループ付タオルを使用しての洗体・洗髪 ・仰臥位からの起き上がり ・側臥位の保持 ・リーチ差を利用したプッシュアップ ・車椅子とベッド間の前方移乗 ・スライディングボードを使用した車椅子と自動車間の移乗 ・ハンドル回旋装置などの改造を施した自動車の運転
C7	上腕三頭筋 指伸筋 橈側手根屈筋	・車椅子とベッド間の側方移乗 ・手すりを持って洋式便器への移乗 ・洋式便器での坐薬挿入 ・浴槽への出入り（埋め込み型，半埋め込み型） ・車椅子で段差昇降可能
C8	手指屈筋（深指屈筋）	・箸の使用 ・床から車椅子への移乗
T1	指の外内転筋（小指外転筋）	・道具や機器の操作はほぼ可能 ・セルフケアはほぼ自立

〔橋元　隆：Ⅱ 脊髄損傷，ADLの実際（伊藤利之，江藤文夫編：新版 日常生活活動（ADL）第2版—評価と支援の実際）．2020，p169〕

過去問題 3-A-1

54回AM7

20歳の男性．頸髄完全損傷．受傷3週後のDanielsらの徒手筋力テストにおける上肢の評価結果を示す．
この患者が獲得する可能性の最も高いADLはどれか．

	右	左
大胸筋	4	4
三角筋	5	5
上腕二頭筋	5	5
上腕三頭筋	0	1
円回内筋	0	1
長短橈側手根伸筋	4	4
橈側手根屈筋	0	1
広背筋	0	0

1. 床から車椅子へ移乗する．
2. 10 cmの段差をキャスター上げをして昇る．
3. ベッド上背臥位からベッド柵を使用せずに寝返る．
4. ベッド端座位のプッシュアップで20 cm殿部を持ち上げる．
5. 車椅子上，体幹前屈位からアームサポートに手をついて上半身を起こす．

表の確認

表にはDanielsらの徒手筋力テストの結果が記載されている．結果から分かることを考えよう．

	右	左		
大胸筋	4	4	→肩関節の筋力（上肢中枢部）	保たれている
三角筋	5	5		
上腕二頭筋	5	5	→肘関節屈曲の筋力	
上腕三頭筋	0	1	→肘関節伸展の筋力	低下している
円回内筋	0	1		低下している
長短橈側手根伸筋	4	4	→手関節伸展の筋力	保たれている
橈側手根屈筋	0	1	→手関節屈曲の筋力	低下している
広背筋	0	0		低下している

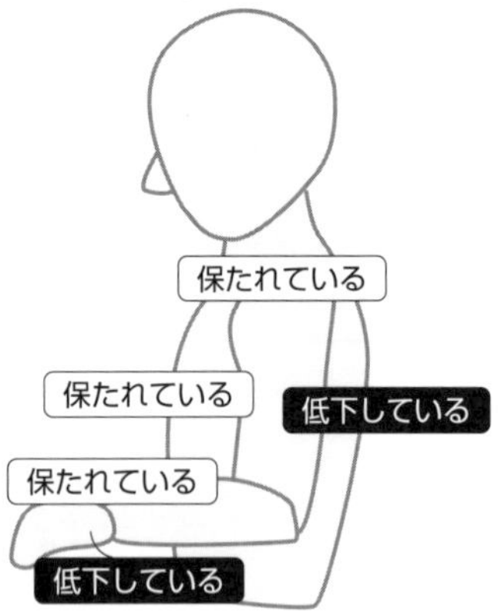

この設問のポイント

設問の表より，筋力が低下いるのは，上腕三頭筋，円回内筋，橈側手根屈筋，広背筋だと分かる．よってZancolliの四肢麻痺上肢機能分類はC6Aだと判断でき，肘伸展，前腕回内，手関節屈曲，肩関節内転・体幹伸展の動作に影響が及ぶと考えられる．各選択肢の動作をイメージし，正答を導こう．

選択肢

1. (×) **床から車椅子へ移乗する.**
   C7A から可能な動作である.

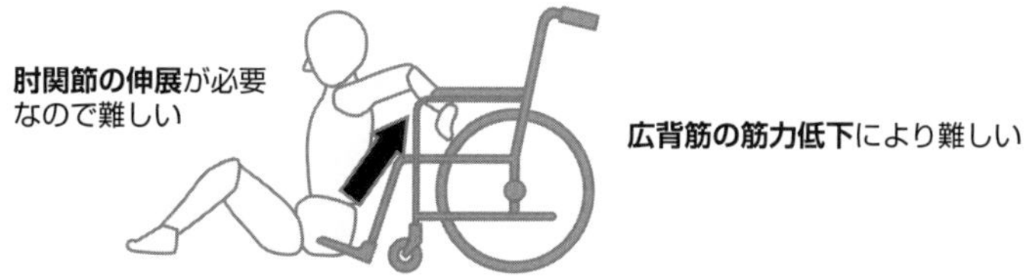

2. (×) **10cmの段差をキャスター上げをして昇る.**
   10cmの段差をキャスター上げするにはC7レベルが必要になる.

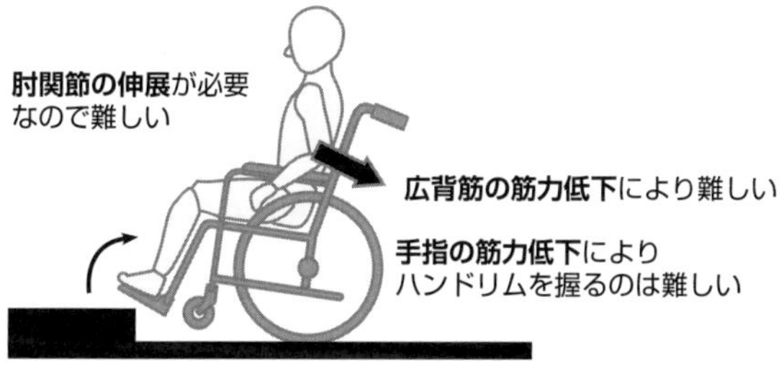

3. (○) **ベッド上背臥位からベッド柵を使用せずに寝返る.**
   大胸筋を使用することで上部体幹の回旋が可能となる.

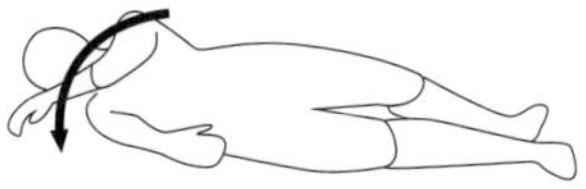

4. (×) **ベッド端座位のプッシュアップで20cm殿部を持ち上げる.**
   C6A では条件によってプッシュアップ可能だが, 20cm殿部を持ち上げるのは難しい.

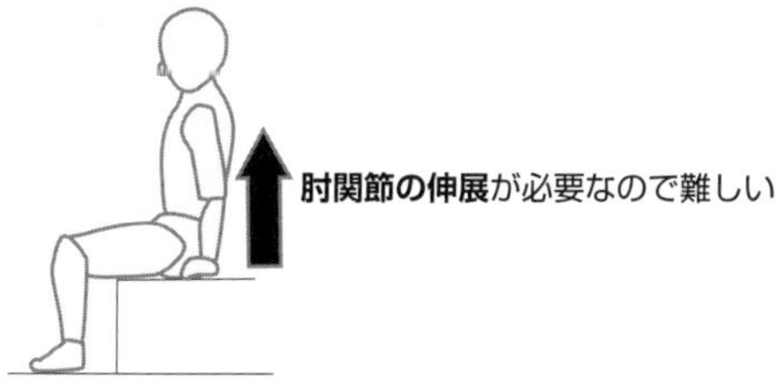

20cmはどのくらい?

20cmとは, おおよそ手を広げたときの親指の尖端から小指の尖端までの長さである.

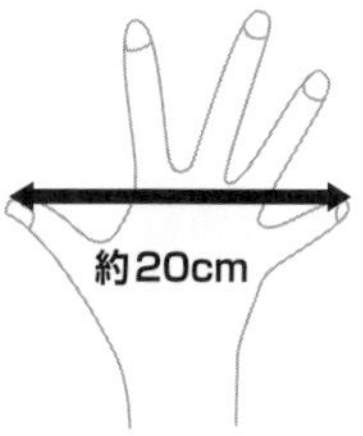

5. (×) **車椅子上, 体幹前屈位からアームサポートに手をついて上半身を起こす.**
   C6BⅢから可能な動作である.

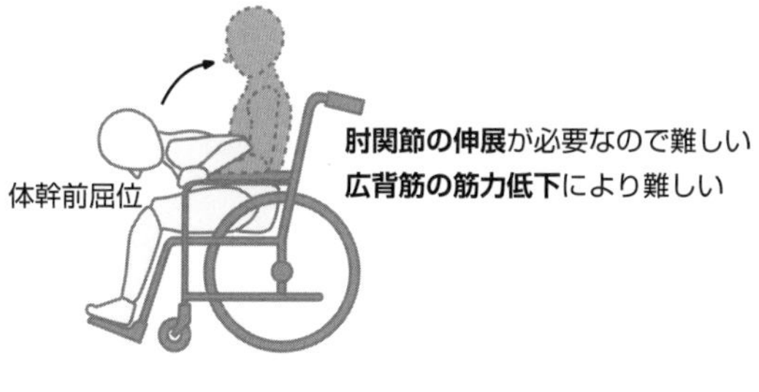

正答 3

演習問題　3-B-1

30歳の男性．頸髄完全損傷で受傷後3か月経過．現在，図に示す移乗練習を行っているが，まだ動作が不安定な状態である．筋力は手指屈筋・伸筋がほぼ0，体幹筋0.

この患者の車椅子駆動練習で，最も強化しなければならない筋はどれか．

1. 上腕二頭筋
2. 棘上筋
3. 大胸筋
4. 上腕三頭筋
5. 棘下筋

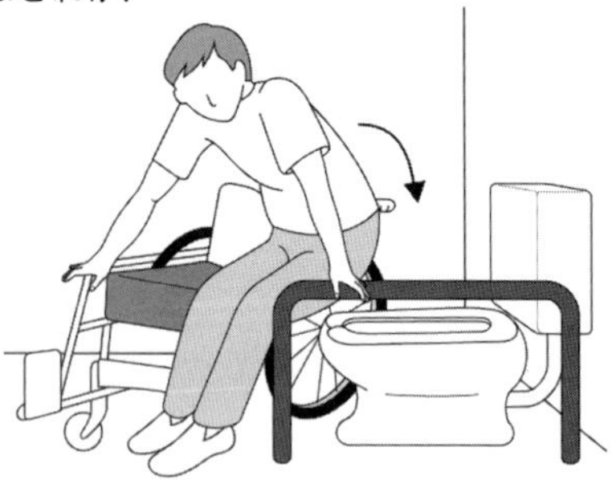

設問構造の確認

30歳の男性．頸髄完全損傷①で受傷後3か月経過（→回復期）．〈現在，図に示す移乗練習を行っているが②，まだ動作が③不安定な状態である〉．〈筋力は④ 手指屈筋・伸筋がほぼ0，体幹筋0〉．この患者の車椅子駆動練習で，最も強化しなければならない筋はどれか．

②③ → 車椅子から洋式便器への片手をついての横移動

この設問のポイント

肘関節伸展と手関節伸展は可能である．

手指屈筋と伸筋は不可能（④）だが，テノデーシスアクション*による把持動作は可能である．

移乗動作は不安定だが，片手プッシュアップで側方移乗している（③）．側方移乗が可能なレベルはC7であり，Key muscleとして上腕三頭筋，指伸筋，橈側手根屈筋となる（p25の表参照）．

*テノデーシスアクション：“手関節を背屈すると指が屈曲し，掌屈すると指が伸展する”といった腱固定作用または動作のこと．

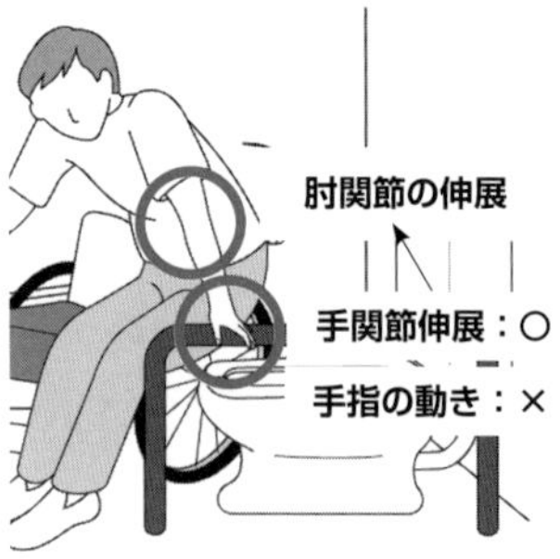

選択肢

1，2，3，5．**上腕二頭筋，棘上筋，大胸筋，棘下筋**

C5レベル以上の支配筋群であり，機能は残存していると考えられる．

4．（○）**上腕三頭筋**

C7のkey muscleとなる上腕三頭筋を強化する必要がある．

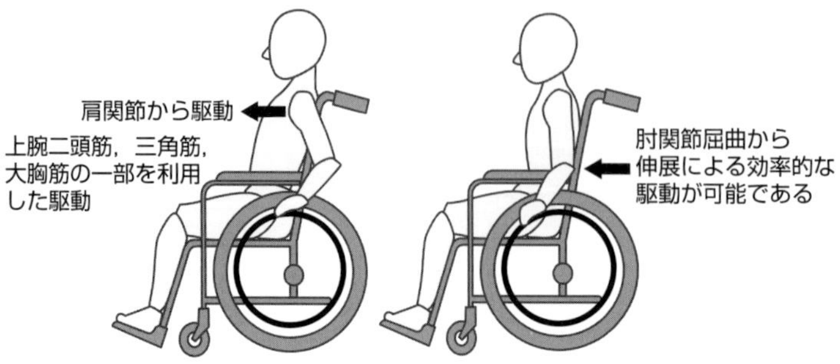

正答　4

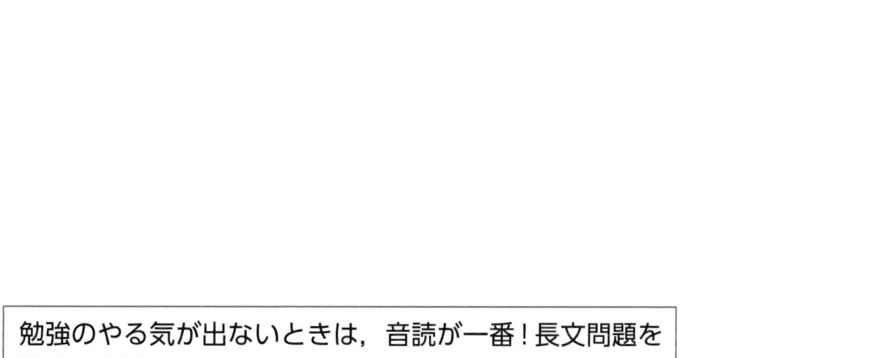
勉強のやる気が出ないときは，音読が一番！長文問題を何度も音読しましょう！

第4講 認知症

認知症は大きく分けて，次の4つに分類される．それぞれの特徴を頭に入れておくと設問も解きやすい．

●認知症の分類

認知症	特　徴	
Alzheimer型認知症	・徐々に進行する． ・見当識障害，失語・失行，視空間障害，遂行機能障害，物盗られ妄想，取り繕い反応などを呈する． ・記銘力，近時記憶，エピソード記憶の障害が強い．	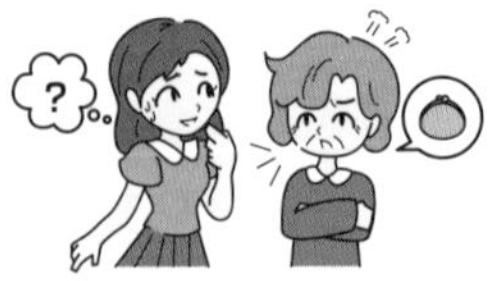 物盗られ妄想
血管性認知症	・身体機能の低下（片麻痺，構音障害，嚥下機能障害）も伴う． ・症状が保たれている部分とそうでない部分がある． ・意欲低下，感情（情動）失禁（感情の抑制がきかない状態），夜間せん妄，尿失禁がみられやすく，段階的に変化する．	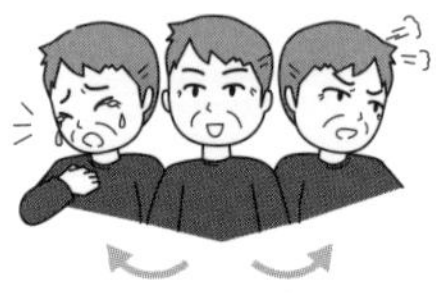 感情（情動）失禁
Lewy 小体型認知症	・認知機能の低下→初期はパーキンソニズム（寡動，動作緩慢，姿勢反射障害）が目立つ．転倒しやすい． ・精神症状：幻聴，幻覚，抑うつなどが目立つ．小動物・虫・人物など具体的な幻視が特徴的である． ・自律神経症状：起立性低血圧，便秘などを認める． ・注意や覚醒レベルの変動を認める． ・抗精神薬に対する感受性が亢進する．	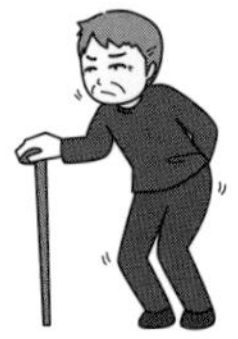 パーキンソニズム 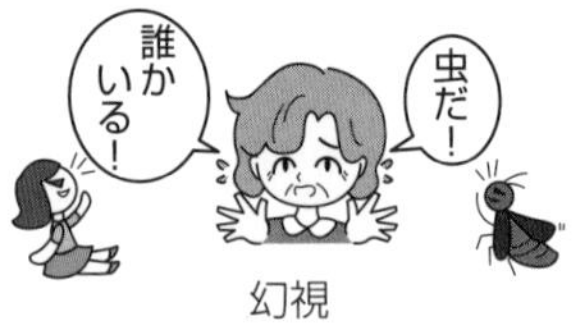 幻視
前頭側頭型認知症	・脱抑制（自分自身のコントロールができない状態），粗暴となる．感情鈍麻． ・常同行動（時刻表的行動．同じところをぐるぐる歩き回る）をとる． ・病前との性格変化，人格変化，易怒性を認める． ・病識の欠如や反響言語，反復言語．模倣行動などを認める． ・行動異常（万引きを繰り返す，他人の家に勝手に上がるなど，社会的に逸脱した行動のこと）がみられ，社会性の消失を認める．	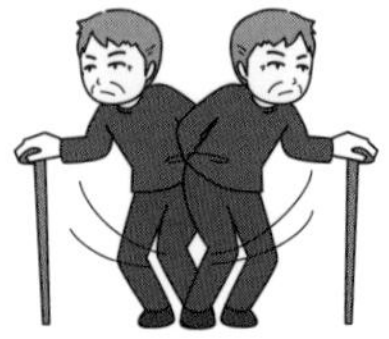 常同行動

●作業療法時のポイント

■行動面へのアプローチ

・問題行動（徘徊など）の背景には，その人なりの意味や理由（患者の世界）があることを理解しておく．

・問題行動は制止・叱責・否定せずに，原因を探り対応する．

■身体機能へのアプローチ

・動きの低下による身体・心肺機能の低下（廃用症候群）の予防を図る．

■心理面へのアプローチ

・心理的な安心感，安定感を図る．

・快・不快の感情は残っているため，自尊心を尊重し感情の安定化を図る．

■患者が答えやすい尋ね方

オープンクエスチョン（回答者が自由に答える方式）より，クローズドクエスチョン（「はい」「いいえ」で答える方式）のほうが自尊心を傷つけない．

■その他の留意点

・加齢とともに必然的に低下する能力と，残存している能力を理解する．

・役割がもてる活動を実施する．

・機能低下を起こしている能力（記憶，見当識など）を要求したり試したりするプログラムは基本的に実施しない．

・具体的な日付を患者に伝える（リアリティオリエテーション）ことで生活のリズムを整える．

●認知症の中核症状と周辺症状

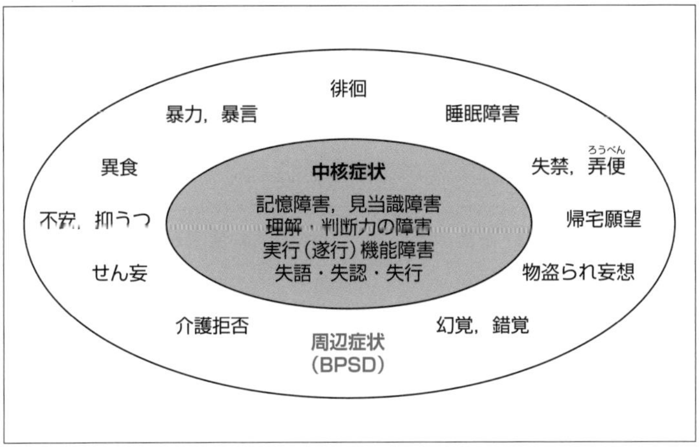

過去問題　4-A-1

52回PM4

67歳の男性．Lewy小体型認知症．退職しているにもかかわらず時々会社に行こうとするが，説明をすると納得する．「子供が部屋の中にいる」と訴えることが増えた．日常の動作は緩慢となり，歩行も困難になったため入院した．

この患者に対する作業療法の際に適切なのはどれか．

1. 幻視の訴えを正す．
2. 身体の活動量を減らす．
3. リズムのある反復動作は避ける．
4. 転倒しやすいことを本人に伝える．
5. 過覚醒を防ぐために照明を暗くする．

設問構造の確認

67歳の男性．Lewy小体型認知症①．退職しているにもかかわらず時々会社に行こうとするが，説明をすると納得する．〈「子供が部屋の中にいる」と訴えることが増えた②〉．〈日常の動作は緩慢となり，歩行も困難になったため入院した③〉．

② → 幻視

③ → パーキンソニズム，歩行障害：転倒リスクが高い

この設問のポイント

Lewy小体型認知症は，幻視（②），パーキンソニズム（③），歩行障害（③）などが特徴的な症状である．

選択肢

1. （×）**幻視の訴えを正す．**
   幻視は，実際にはその場に存在していないものが見えていると思い込んでいる状態であり，修正は困難なため適切でない．②より
2. （×）**身体の活動量を減らす．**
   すでに運動機能の低下（日常の動作緩慢，歩行困難）を認めるため，身体の活動量を減らすと余計に運動機能が低下してしまうと考えられ適切でない．③より
3. （×）**リズムのある反復動作は避ける．**
   パーキンソニズムがある患者に対して，リズムを取りながら反復する活動は有効である．③より
4. （○）**転倒しやすいことを本人に伝える．**
   転倒リスクが高いことを本人に伝えることで転倒リスクを軽減することができる．③より
5. （×）**過覚醒を防ぐために照明を暗くする．**
   照明を暗くすることで，対象物がぼやけ，より幻視が起こりやすい状況となるため適切でない．②より

正答　4

過去問題　4-A-2

54回AM13

76歳の男性．誰もいないのに「自分の布団に知らない子どもが寝ている」と訴え，妻に連れられて受診した．妻の話では，数年前から些細な物忘れが増え，日中ぼう然としていることも多いという．歩行中に転倒することも増えてきているという．

作業療法室でみられるこの患者の特徴はどれか．

1. 些細なことで泣き出す．
2. 他人の物を勝手に持っていこうとする．
3. 時間どおりに来室し必ず同じ席に座る．
4. わからない質問に対し言い繕って答える．
5. 日によって意識レベルの低下度合いが異なる．

設問構造の確認

76歳の男性．〈誰もいないのに「自分の布団に知らない子どもが寝ている」と訴え〉，
①　→幻視

妻に連れられて受診した．妻の話では，〈数年前から些細な物忘れが増え〉，
②　→記憶障害

〈日中ぼう然としていることも多い〉という．〈歩行中に転倒することも増えてきている〉という．
③　→覚醒レベルの低下
④　→歩行障害

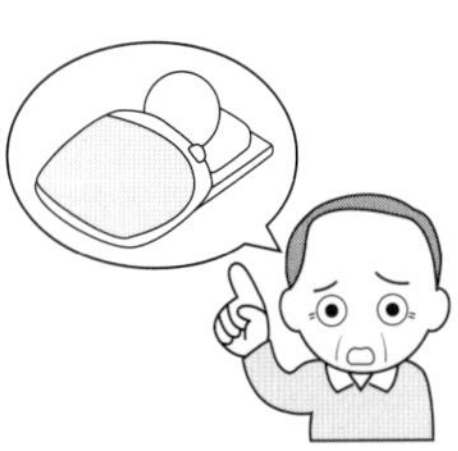

病名推測　幻視（①），記憶障害（②），覚醒レベルの低下（③），歩行障害（④）から，Lewy小体型認知症と推測される．

この設問のポイント

各選択肢はどれも認知症の特徴である．Lewy小体型認知症に特徴的な症状に注目しよう．

選択肢

1. （×）**些細なことで泣き出す．**
   血管性認知症でみられやすい感情（情動）失禁である．
2. （×）**他人の物を勝手に持っていこうとする．**
   前頭側頭型認知症でみられやすい行動異常である．行動異常とは，万引きや窃盗など，社会的に逸脱した行動のことをいう．
3. （×）**時間どおりに来室し必ず同じ席に座る．**
   前頭側頭型認知症でみられやすい常同行動（時刻表的行動，周徊行動）である．
4. （×）**わからない質問に対し言い繕って答える．**
   Alzheimer型認知症でみられやすい取り繕い反応である．
5. （○）**日によって意識レベルの低下度合いが異なる．**
   設問中に日中ぼう然としているとあり，これは覚醒の低下を示す．意識レベルの変動はLewy小体型認知症でみられやすい．③より

正答　5

過去問題　　4-A-3

53回PM19

67歳の女性．Alzheimer型認知症．HDS-Rは18点で特に見当識と遅延再生とに低下を認めた．自宅から一人で外出する際に迷って保護されることが多くなり，送迎によって通所リハビリテーションに通っている．作業療法では認知機能のリハビリテーションを実施している．

記憶障害を踏まえた対応で最も適切なのはどれか．

1. 「訓練室に行きましょう」と声をかけて訓練室まで先導してもらう．
2. 家族写真を一緒に見ながら「この方は誰ですか」と尋ねる．
3. 作業療法の開始時に「私を覚えていますか」と尋ねる．
4. 「もう○月の○日ですね」と伝え日付を確認する．
5. 「前回の作業療法では何をしましたか」と尋ねる．

設問構造の確認

67歳の女性．Alzheimer型認知症①．〈HDS-Rは18点で特に見当識*と遅延再生*とに低下を認めた〉②．

〈自宅から一人で外出する際に迷って保護されることが多くなり〉③，送迎によって通所リハビリテーションに

③ → 住み慣れた場所にもかかわらず迷ってしまう

通っている．作業療法では認知機能のリハビリテーションを実施している．〈記憶障害を踏まえた対応〉で最も

→ ②，③より記憶の障害を認める

適切なのはどれか．

*見当識：現在の日時や場所，周囲の状況を正しく認識する能力．
*遅延再生の低下：数十秒から数分前に記憶したことを思い出せないこと．

この設問のポイント

HDS-R18点（30点満点でカットオフ値は20点）で，記憶に関する項目で低下を認め（②），道に迷うなど記憶障害を呈している（③）ため，記憶を試すような対応は適切でない．

選択肢

1. **（×）「訓練室に行きましょう」と声をかけて訓練室まで先導してもらう．**
   「一人で外出する際に迷う」との記載があり道順の記憶障害の可能性がある．道順の記憶を試すことになるため適切でない．この場合「作業療法士が先導する」なら適切となる．③より
2. **（×）家族写真を一緒に見ながら「この方は誰ですか」と尋ねる．**
3. **（×）作業療法の開始時に「私を覚えていますか」と尋ねる．**
   （2・3）「顔の記憶」を試すことになっており適切でない．②より
4. **（○）「もう○月の○日ですね」と伝え日付を確認する．**
   具体的な日付を患者に伝える（リアリティオリエンテーション）ことで答えやすくなり適切である．②より
5. **（×）「前回の作業療法では何をしましたか」と尋ねる．**
   「前回の作業療法の記憶」を試す対応であり適切でない．②より

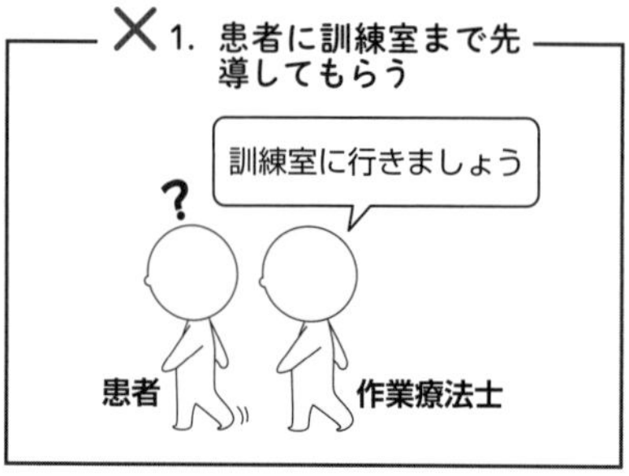

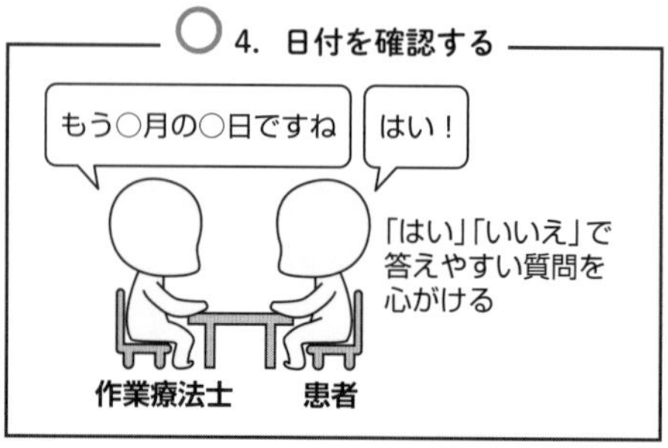

正答　4

過去問題　4-A-4

53回AM16

67歳の女性．認知症．2年前ごろから身だしなみに気を遣わずに出かけるようになった．次第に同じ食事メニューを繰り返し作る，日常会話で相手の言葉をオウム返しにする，買い物をしても代金を払わず，とがめられても気にしないといったことが多くなったため，家族に付き添われて精神科を受診し入院した．作業療法が開始された．

この患者にみられる特徴はどれか．

1. 転倒しやすい．
2. 情動失禁がみられる．
3. 手続き記憶が損なわれる．
4. 時刻表的生活パターンがみられる．
5. 「部屋にヘビがいる」といった言動がある．

設問構造の確認

67歳の女性．認知症．《2年前ごろから身だしなみに気を遣わずに出かけるようになった》．

①認知症→認知症の種類に注目　②2年前　身だしなみに気を遣わずに出かける→無関心

《次第に同じ食事メニューを繰り返し作る》，《日常会話で相手の言葉をオウム返しにする》，

③→常同行動　④→反響言語

《買い物をしても代金を払わず，とがめられても気にしないといったことが多くなったため》，家族に付き添われて精神科を受診し入院した．作業療法が開始された．

⑤→社会的に逸脱した行動（脱抑制）

病名推測　無関心（②），常同行動（③），反響言語（④），社会的に逸脱した行動（脱抑制）（⑤）といった人格の変化，行動異常より，**前頭側頭型認知症**だと考えられる．

選択肢

1. （×）**転倒しやすい．**：Lewy小体型認知症の特徴である．
2. （×）**情動失禁がみられる．**：血管性認知症の特徴である．
3. （×）**手続き記憶が損なわれる．**：Alzheimer型認知症の特徴（うまく洋服を着ることができないなど）である．
4. （○）**時刻表的生活パターンがみられる．**：前頭側頭型認知症の特徴である．
5. （×）**「部屋にヘビがいる」といった言動がある．**：幻視はLewy小体型認知症の特徴である．

手続き記憶とは

身体で覚えた「やり方」のことで，自転車の乗り方，泳ぎ方，パソコンのキーボード操作などがある．加齢に伴ってあまり低下しないとされる．

時刻表的生活パターンとは

電車やバスの時刻表のように同じパターンで繰り返されること（常同行動）．

時	分			
11	00	15	30	45
12	00	15	30	45

正答　4

演習問題　4-B-1 2

次の文により1，2の問いに答えよ．

75歳の女性．Alzheimer型認知症と診断され，認知症デイケアに通所している．身体機能には問題がみられないが，整容がうまくできない，同じことを何度も聞く，不安そうに施設内を歩き回るなどの行動がみられることが多くなってきた．

1 この患者への対応で**適切でない**のはどれか．

1. 身体機能維持を目的としたプログラムを導入する．
2. 施設内に貼り紙や矢印などの手がかりを掲示する．
3. 椅子に座らせ，落ち着くように促す．
4. 個別的な対応を取る．
5. 不安を助長させないようにする．

設問構造の確認

75歳の女性．Alzheimer型認知症と診断され，認知症デイケアに通所している．
①

〈身体機能には問題がみられないが，整容がうまくできない〉，
②
→ 失行

〈同じことを何度も聞く，不安そうに施設内を歩き回るなどの行動〉がみられることが多くなってきた．
③ → 記憶障害，徘徊（行動異常）：不安や混乱が生じている

この設問のポイント

不安や混乱をきたしている部分に着目する．作業療法士は，患者の気持ちに寄り添い，不安や混乱の理由の本質を理解することが求められる．

選択肢

1. **（○）身体機能維持を目的としたプログラムを導入する．**
   現時点で身体機能に問題はないが，身体機能の維持は日常生活を送るうえで必要なので適切である．②より
2. **（○）施設内に貼り紙や矢印などの手がかりを掲示する．**
   「不安そうに施設内を歩き回る」とあり，視覚的手がかりを用いることで不安や混乱が軽減すると考えられる．③より
3. **（×）椅子に座らせ，落ち着くように促す．**
   不安や混乱の理由を理解しようとせずにいきなり落ち着くように促すのではなく，患者の気持ちに寄り添う対応が求められる．③より
4. **（○）個別的な対応を取る．**
   「同じことを何度も聞く」「不安そうにする」などの理由は患者ごとに異なるため，個別的な対応を取ることが求められる．③より
5. **（○）不安を助長させないようにする．**
   不安や混乱が生まれてくる理由を把握して，不安を助長させないように対応する．③より

正答　3

2 この患者に作業活動を提供する際の留意点として**適切でない**のはどれか.

1. 使用道具や作業活動内容のすべてを説明する.
2. 短時間で制作可能なものを提供する.
3. 作業工程は少なくする.
4. 個別療法と集団療法を併用する.
5. 経験のある作業活動を提供する.

設問のポイント

記憶障害を認める(③) Alzheimer 患者への対応が問われている.

選択肢

1. (×) **使用道具や作業活動内容のすべてを説明する.**
   Alzheimer型認知症であり,「すべてを説明」されても理解できないと考えられ,それが不安を助長する可能性があり適切でない.
2. (○) **短時間で制作可能なものを提供する.**
3. (○) **作業工程は少なくする.**
   (2・3) 短時間かつ工程数が少ない活動は,失敗が少なく自尊心が保たれる.
4. (○) **個別療法と集団療法を併用する.**
   作業活動や症状に合わせて,個別療法と集団療法を併用するとよい.
5. (○) **経験のある作業活動を提供する.**
   Alzheimer型認知症では,手続き記憶は保たれていることが多いので,経験のある作業活動を提供することで成功体験・達成感につながりやすい.

正答 1

第5講 統合失調症

統合失調症の問題は，発症から回復までの過程をイメージできると理解しやすい．発症からの経過時期によって症状や対応も異なるため，発症時期ごとに「作業療法のポイント」を押さえておけば正解を選び取ることができる．

●発症から回復までのイメージ図

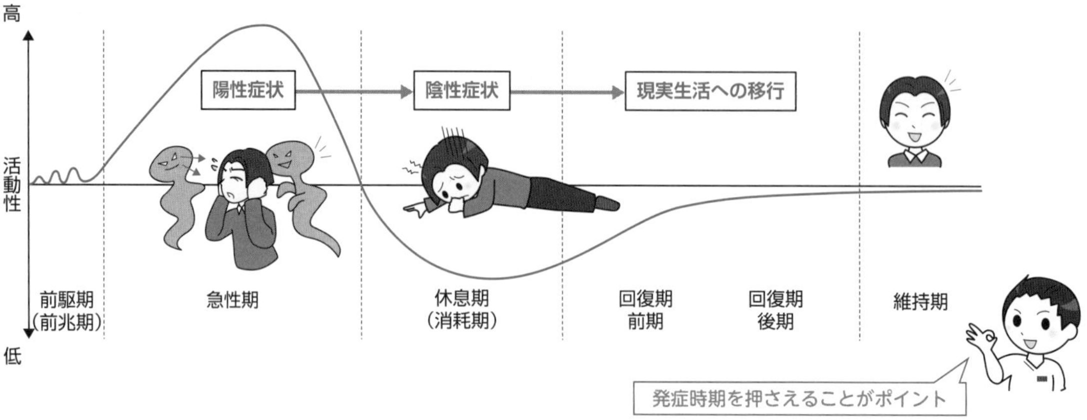

●統合失調症の症状

1．主な症状

陽性症状	幻聴などの幻覚，妄想，興奮など． 急性期に出現しやすい． 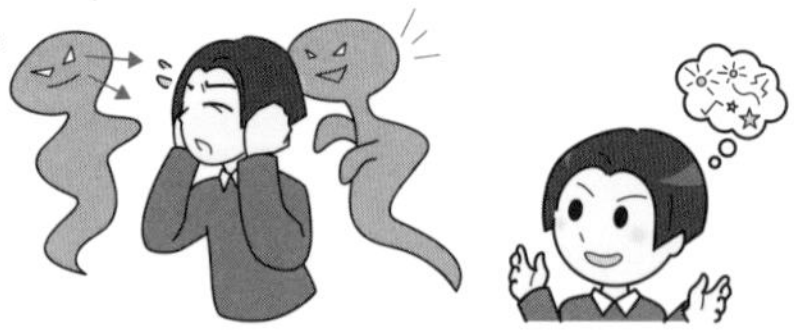	急性期は頭の中が「とても忙しい」時期 ・考えがまとまらない． ・妄想や幻覚で頭の中が落ち着かない．
陰性症状	自閉，無気力，抑うつ，感情の平板化など． 休息期〜回復期に出現しやすい． 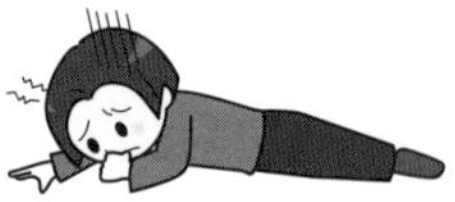	休息期は頭の中がボーッとなってしまい，疲れが出てくる（統合失調症後抑うつ障害）．
認知機能障害	注意力，記憶力，判断力の低下など	

2．その他の症状

思考障害	**思考途絶**	考えが突然途切れてしまう．
	連合弛緩	話の内容が支離滅裂でまとまらず，理解不能で会話が成立しない．
自我障害（自分自身と他人との区別がつかなくなる障害）	**思考伝播**	自分の考えが他人や世間に伝わり，広まっていると思い込む．
	思考奪取	自分の考えが他人に奪われていると感じる．
	作為体験（させられ体験）	誰かに操られているように感じる．何者かに命令されて行動していると感じる．
	思考吹入	自分の考えではないとわかっているが，他人に考えを吹き込まれていると感じる．

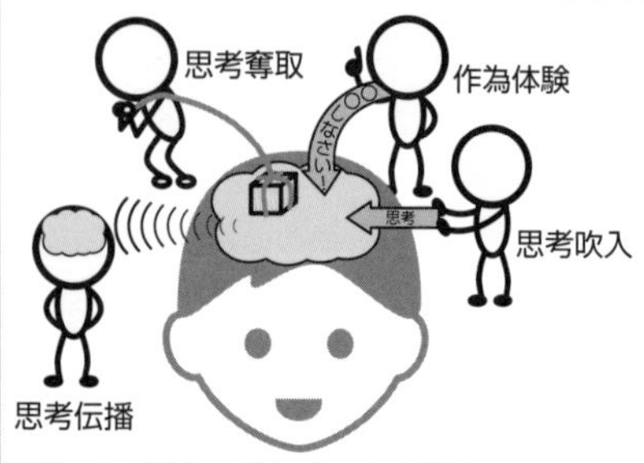

●統合失調症の行動特性

・自分で作業手順などの段取りをつけられない．作業療法時には1つひとつ具体的な指示が必要である．
・一度に複数の課題を与えられると混乱してしまう．状況の変化に対応できない．
・何度も同じ失敗を繰り返す．場にふさわしい態度，常識的な行動がとれない．
・曖昧な表現が理解できない．融通が利かない．

●発症時期と作業療法のポイント

時　期	作業療法のポイント
前駆期（前兆期）	・焦燥感，不安感により，周囲の音や光，声などに過敏となる．抑うつ気分を訴え，自室に引きこもったりする．患者ごとの具体的症状を多角的に理解することがまずは大切である．
急性期（～1週間） **休息期（消耗期）** **（～1か月）**	・精神症状の重症度と生活状況を確認する． ・睡眠一覚醒レベル，疲労感，体力などを確認する． ・**基本的生活リズムを回復**させる． ・安全と安心の保障→保護的・受容的な対応をする． ・思考過程，思考内容，知覚，注意，衝動，情動，気分などの障害に関して評価する． ・エネルギーのコントロール（疲労感の調整）をする． ・病的状態からの離脱を促す．
回復期前期 **（～3か月）**	・**基本的生活リズムを回復**させる． ・**現実生活への移行**→構造化（枠組み）された作業活動により**現実体験を提供**する． ・**身辺処理能力・身体感覚，基礎体力の回復**を促す． ・**楽しめる活動**を提供する．
回復期後期 **（～1年）**	・生活管理能力，対人関係能力，役割遂行能力を向上させる． ・達成感の獲得を促し，自信を回復させる． ・自己の現実検討能力を高める． ・社会生活技能訓練（SST）を行う．
維持期	・社会生活技能，自己管理技能を向上させる． ・就労支援を行う． ・社会資源を利用する． ・自己実現，趣味活動を促す． ・再発を予防する．

●統合失調症患者に対する面接・評価のポイント

・治療の目標を話す→治療構造の確認
・本人の話したいように話してもらう（患者本人を受容する）．
・患者に意見する前に，聞き上手（支持的）になる．
・まずは，**症状より生活の話**（日常生活の過ごし方・悩みなど）をする．

過去問題 5-A-1 2

49回PM15, 16

21歳の女性．統合失調症．大学に進学後1人暮らしをしていたが，4年生になっても就職先が決まらず，不眠と焦燥感が出現した．その後，他の学生から悪口を言われている声も聴こえ始め，アパートに閉じこもるようになった．母親が患者の異変に気付き精神科を受診させ休学となった．外来受診を継続し1か月半が経過したところで，外来での作業療法が処方された．

PM15

この患者の作業療法導入時の面接内容として優先すべき項目はどれか．

1. 悪口の内容を確認する．
2. 家族に対する思いを尋ねる．
3. 一日の過ごし方を確認する．
4. 就職の不安について尋ねる．
5. 興味のある授業について尋ねる．

設問構造の確認

21歳の女性．統合失調症①．大学に進学後1人暮らしをしていたが，〈4年生になっても就職先が決まらず，不眠と焦燥感が出現した〉②．その後，〈他の学生から悪口を言われている声も聴こえ始め，アパートに閉じこもるようになった〉③．母親が患者の異変に気付き精神科を受診させ休学となった．〈外来受診を継続し1か月半が経過したところで〉④，外来での作業療法が処方された〉⑤．

- ② 就職先が決まらず → 不眠と焦燥感：心理的ストレスと発症時の症状
- ③ 幻聴：統合失調症の陽性症状
- ④ 1か月半：回復期前期
- ⑤ 導入時の作業療法

この設問のポイント

大学4年生になっても就職先が決まらない(②)ことが心理的ストレスだと考えられる．

現在の病期：回復期前期

・導入時の面接では，症状の原因と考えられる．内容の選択肢は要注意！

・導入時の作業療法では，「日常生活」がどのようになっているかに注目する．

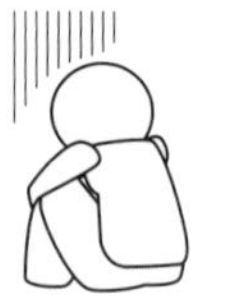

就職先が決まらない…

選択肢

1. (×) **悪口の内容を確認する．**
   「悪口」は幻聴だと考えられる．内容を確認することで症状の増悪につながる可能性があり適切でない．③より
2. (×) **家族に対する思いを尋ねる．**
   家族関係に関する情報は設問に記載されておらず，現時点で優先すべき項目ではないと考えられる．
3. (○) **一日の過ごし方を確認する．**
   患者の生活スタイルを確認し，一日の過ごし方や自宅での生活，現在の困りごとについて確認する．
4. (×) **就職の不安について尋ねる．**
   就職の不安が症状の原因と考えられ，作業療法導入時に優先的に聞く内容ではない．②より
5. (×) **興味のある授業について尋ねる．**
   導入時の面接で興味のある授業について尋ねるのは時期尚早である．④，⑤より

正答 3

PM16

この患者に対する作業療法計画の留意点として適切なのはどれか.

1. 復学の時期を決める.
2. 職業適性を評価する.
3. 集団活動の利用を重視する.
4. 日常生活の行動目標を話し合う.
5. 実施作業種目は作業療法士が選択する.

この設問のポイント

回復期前期の作業療法導入時における作業療法計画の留意点を問われている. この時期に患者に必要となることを考えよう.

選択肢

1. (×) **復学の時期を決める.**
2. (×) **職業適性を評価する.**

   (1, 2) 作業療法導入時のため, 復学や職業適性の評価は時期尚早である. ④, ⑤より
3. (×) **集団活動の利用を重視する.**

   導入時なので, まずは個人作業療法から利用し, 段階的に集団活動につなげていく. ⑤より
4. (○) **日常生活の行動目標を話し合う.**

   まずは日常生活で何を重視したいのか行動目標について話し合う.
5. (×) **実施作業種目は作業療法士が選択する.**

   作業種目は, 可能な限り患者の意思決定を尊重する. 患者に作業種目の説明をして, どの作業がよいかをともに決定する.

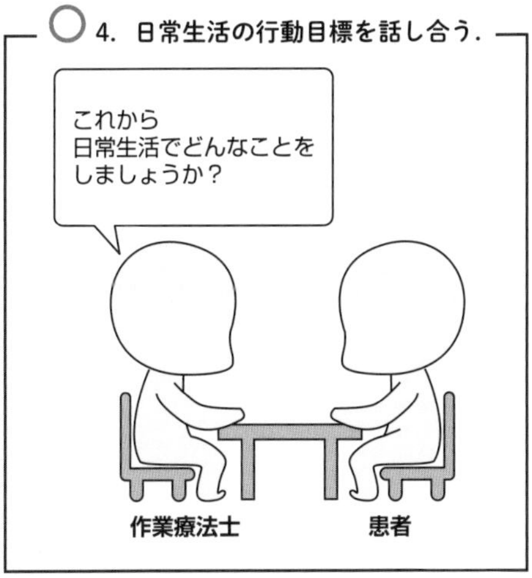

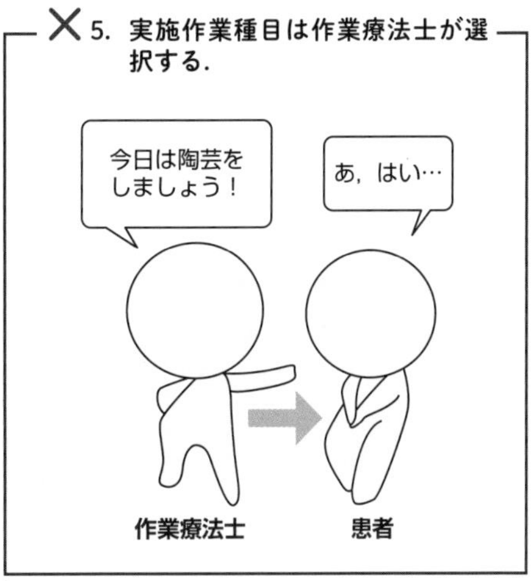

作業療法士が作業種目を決めると…?

作業療法士に「管理された活動」は, 患者にとってさせられ体験となり, 生きた活動(主体的な活動)とならず本当の現実は体験できない.

※急性期～休息期の患者は, 幻覚・妄想など非現実的な社会にいる. 作業療法では作業活動などを通して, 現実的な社会(現在)を提供する必要がある.

正答 4

過去問題 5-A-3

54回AM14

20歳の男性．1年浪人した後に大学に入学し親元を離れた．夏休みに帰省した時に独語や空笑が目立ち始め，バイクに乗って信号無視したところを警察に捕まった．事情聴取の中で「逃げないと殺される」といった支離滅裂な言動がみられたため，連絡を受けた両親に付き添われ精神科を受診し入院となった．入院から1か月後，幻聴と妄想が減弱したところで作業療法が開始となった．

この時点での作業療法の役割で正しいのはどれか．

1. 自信の回復
2. 疲労度の調整
3. 達成感の獲得
4. 対人交流の拡大
5. 身辺処理能力の回復

設問構造の確認

20歳の男性．1年浪人した後に大学に入学し親元を離れた．夏休みに帰省した時に《独語や空笑が目立ち始め》，

①→ 妄想，幻覚の表れ：統合失調症の陽性症状

バイクに乗って信号無視したところを警察に捕まった．

事情聴取の中で《「逃げないと殺される」といった支離滅裂な言動》がみられたため，連絡を受けた両親に付き添われ精神科を受診し入院となった．《入院から1か月後，幻聴と妄想が減弱したところで作業療法が開始》となった．

②→ 被害妄想：統合失調症の陽性症状，思考障害

③→ 陽性症状が落ち着いてきた時期

病名推測 独語や空笑（①），支離滅裂な言動（②），幻聴と妄想（③）から**統合失調症**だと考えられる．

この設問のポイント

入院から1か月後は，陽性症状が落ち着いてきた時期（休息期）である．休息期の作業療法の目的は，生活リズムを回復させることである．

正答 2

選択肢

1. （×）**自信の回復**
   自信の回復は回復期後期に行う．
2. （○）**疲労度の調整**
   陽性症状が落ち着いてきた時期（休息期）は，疲労感が出てくるため，疲労度の調整をする．①〜③より
3. （×）**達成感の獲得**
   休息期は生活のリズムを回復させる時期であり，達成感を獲得するのは時期尚早である（回復期後期の目標）．②，③より
4. （×）**対人交流の拡大**
   休息期において対人交流の拡大は心理的ストレスとなる．回復期後期の目標である．
5. （×）**身辺処理能力の回復**
   陽性症状の影響で身辺処理能力*に問題が生じているかもしれないが，設問中にそのような情報はなく，優先度は低いと考えられる．また，身辺処理能力の回復が目標となるのは回復期前期である．

*身辺処理能力：食事，入浴，整容，更衣，排泄などの身の回りの動作のこと．

統合失調症後抑うつに注意！

急性期の陽性症状が軽快したころに抑うつ状態に陥ることがあり，**統合失調症後抑うつ**と呼ばれる．自殺に注意が必要となる．

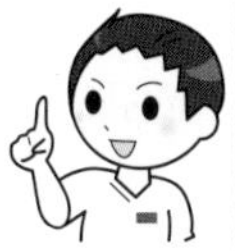

休息期の状態像と作業療法

急性期を脱したものの，外的刺激への敏感さが残っている．安全と安心の保障，疲労度の調整，欲求の充足を図る．

正答　2

演習問題　5-B-1 2

次の文により1，2の問いに答えよ．

22歳の女性．大学卒業を控え就職活動をしている頃，「周りの人が私のうわさをしている」と言い始め，しばらくして不眠となる．ある日夜中に大声を出して家を飛び出し，興奮状態で入院となり，統合失調症と診断される．入院後3 週間が経過し，少し症状が落ち着いたため作業療法開始となった．1か月後には活動と休息のメリハリがつけられるようになったが，担当の作業療法士に「退院します．就職活動をしないといけないんです」と話す．

1 この時期の作業療法評価で**適切でない**のはどれか．

1. 就労能力
2. 基礎体力
3. 身辺処理能力
4. 自己評価の特徴
5. 認知・判断機能

設問構造の確認

22歳の女性.〈大学卒業を控え就職活動をしている頃,「周りの人が私のうわさをしている」と言い始め,
①　②→幻聴：統合失調症の陽性症状

しばらくして不眠となる〉.
③

ある日夜中に〈大声を出して家を飛び出し，興奮状態で入院となり〉，統合失調症 と診断される．
④→幻聴の表れ：統合失調症の陽性症状　⑤

〈入院後3週間が経過し，少し症状が落ち着いたため作業療法開始となった〉．
⑥　⑦

〈1か月後には活動と休息のメリハリがつけられるようになったが〉，担当の作業療法士に〈「退院します．就職活動をしないといけないんです」〉と話す．
⑧　⑨→休息期を脱したと考えられる　⑩→特徴的発言：不安感

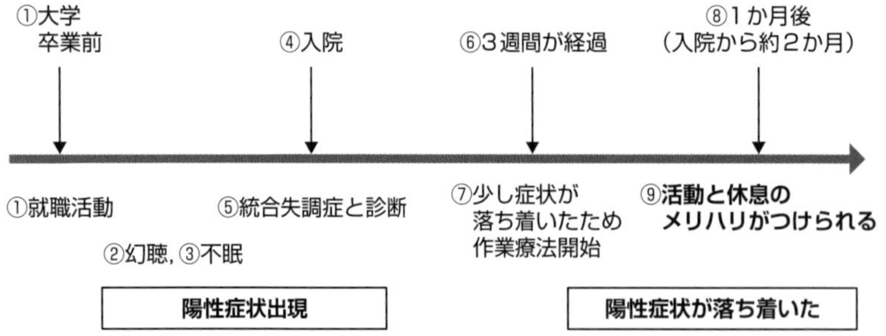

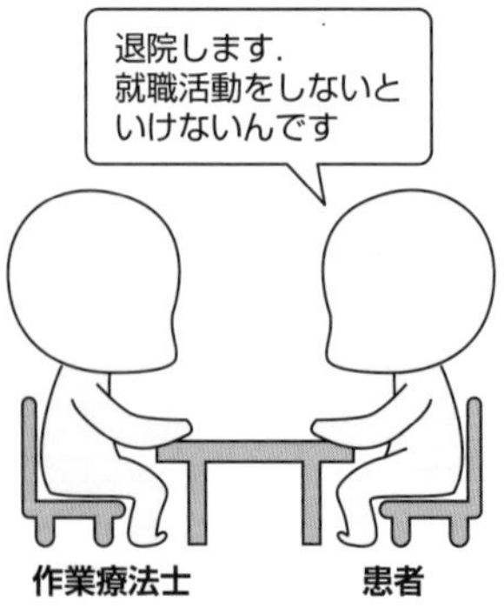

この設問のポイント

就職活動が心理的ストレスの一因だと考えられる．現在は，活動と休息のメリハリがつけられる(⑨)ことから，回復期前期だと考えられる．

選択肢

1. (×) **就労能力**
   本人は「就職活動をしないといけない」と話しているが，就職活動が心理的ストレスの一因であり，現段階（回復期前期）で就労能力の評価の優先度は低い．⑩より
2. (○) **基礎体力**
3. (○) **身辺処理能力**
4. (○) **自己評価の特徴**
5. (○) **認知・判断機能**

（2.～5.）回復期前期の目標である．

正答　1

2 この時期の作業療法士の対応で適切なのはどれか．

1. 自己の現実検討能力を高める．
2. 退院調整と援助を決定する．
3. 生活を具体的にイメージできるように援助する．
4. 管理能力を高める．
5. 本人，家族の不安に対して心理的サポートを行う．

この設問のポイント

回復期前期では，患者は自分自身の現状とこれからの生活に対して不安が出てくる．そのために心身の機能回復を図る対応が求められる．

選択肢

1. (×) **自己の現実検討能力を高める．**
2. (×) **退院調整と援助を決定する．**
3. (×) **生活を具体的にイメージできるように援助する．**
4. (×) **管理能力を高める．**

（1.～4.）回復期後期～維持期の作業療法の目標である．

5. (○) **本人，家族の不安に対して心理的サポートを行う．**
   不安や焦りの気持ちに対して，本人のみならず家族への心理的サポートも行う．

回復期前期の状態像と作業療法

基本的な生活が送れるようになるので，心身の機能や現実感の回復を促す．

回復期後期の状態像と作業療法

生活的側面が回復してくるので，生活管理能力，対人関係能力，役割遂行能力の向上を目指す．

正答　5

演習問題　5-B-3 4

次の文により1，2の問いに答えよ．

20歳の女性．映画俳優と婚約し，彼の子を妊娠していると非現実な内容を両親に伝え，彼に会いに行くと家出を繰り返すようになった．また，デパートの店内で下着姿となり，叫び声を上げながら走り回るなどしたため，警察に保護された．その後，統合失調症の診断を受け入院治療を受ける．入院後，院内作業療法に参加し状態も安定してきたため，1 年後に自宅退院し，通院および外来作業療法を処方された．

1 この時期の外来作業療法の目的として適切なのはどれか．2つ選べ．

1. 鎮静と賦活のバランスを図る．
2. 自己管理技能の向上を図る．
3. 楽しむ体験の提供をする．
4. 休息の援助をする．
5. 社会生活技能の向上を図る．

設問構造の確認

20歳の女性．〈映画俳優と婚約し，彼の子を妊娠していると非現実な内容を両親に伝え，彼に会いに行くと家
①　└→ 妄想：統合失調症の陽性症状

出を繰り返すようになった〉．また，〈デパートの店内で下着姿となり，叫び声を上げながら走り回る〉などし
②　└→ 支離滅裂な行動

たため，警察に保護された．その後，統合失調症の診断を受け入院治療を受ける．〈入院後，院内作業療法に
③　④

参加し状態も安定してきたため〉，〈1年後に自宅退院し，通院および外来作業療法を処方された〉．
⑤　└→ 在宅への移行段階：維持期

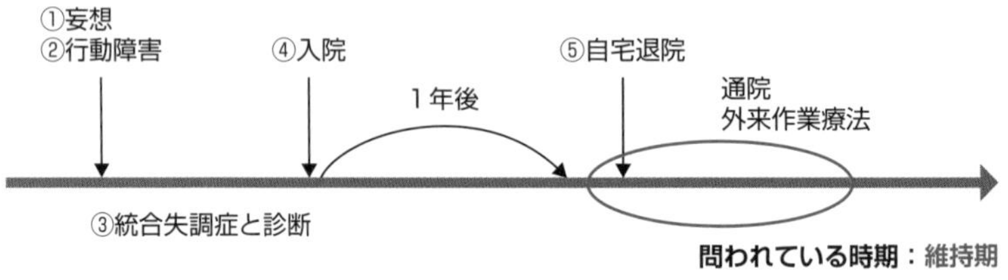

この設問のポイント

入院から1年が経ち，自宅退院し外来作業療法が処方された段階（⑤）で，維持期だと考えられる．この時期は，社会生活を送るための能力が必要になる．

選択肢

1. （×）**鎮静と賦活のバランスを図る．**：急性期の目的である．
2. （○）**自己管理技能の向上を図る．**：社会生活を送るうえで必要な能力である．
3. （×）**楽しむ体験の提供をする．**：回復期前期の目的である．
4. （×）**休息の援助をする．**：休息期の目的である．
5. （○）**社会生活技能の向上を図る．**：社会生活を送るうえで必要な能力である．

正答　2，4

2 外来作業療法の留意点で**適切でない**のはどれか.

1. 失敗をさせないよう援助する.
2. 努力を評価する.
3. 実行可能な目標を扱う.
4. 孤独感に留意する.
5. 適度な対人距離を保つ.

選択肢

1. (×) **失敗をさせないよう援助する.**
   失敗させないような保護的なかかわりは，休息期までのかかわり方である．この時期は，失敗したときにどのように対処していけばよいかを学ぶ時期である.
2. (○) **努力を評価する.**
   肯定的な評価が患者の自己価値を支えることになるので適切である.
3. (○) **実行可能な目標を扱う.**
   作業活動を実施する場合，実行可能な目標設定をする.
4. (○) **孤独感に留意する.**
   自宅退院は1人の時間も増えるため孤独感を感じる可能性がある．孤独感は非現実的な社会（妄想）に入ってしまう可能性があるので留意する.
5. (○) **適度な対人距離を保つ.**
   社会生活を送るうえで適度な対人距離を保つ必要があるため適切である.

維持期の状態像と作業療法

精神状態が改善し，病状が安定する．社会生活技能や自己管理技能の向上，再発予防，就労支援を行う.

正答　1

演習問題 5-B-5 6

次の文により1，2の問いに答えよ．

27歳の女性．統合失調症．事務職として働いていたが，2年前に被害関係妄想で1か月間入院した．退院後は，精神科デイケアに通いながら職場に復帰した．3か月前より不眠とともに被害的な訴えが多くなり，自室に閉じこもる生活が続いたために入院となった．入院後2週で被害的な訴えはなくなったが，疲労感があり意欲低下がみられた．早期の退院を目標に作業療法が開始された．

1 この時期の作業療法の目的として適切なのはどれか．

1. 安全・安心の保障
2. 対人交流技能の改善
3. 社会生活リズムの習得
4. 役割遂行能力の改善
5. 限界の確認

設問構造の確認

27歳の女性．統合失調症①．事務職として働いていたが，《2年前②に被害関係妄想で1か月間入院した》③．退院後は，精神科デイケアに通いながら職場に復帰した．《3か月前④より不眠とともに被害的な訴えが多くなり》，自室に閉じこもる生活が続いたために入院となった．《入院後2週⑤で被害的な訴えはなくなったが，疲労感があり意欲低下がみられた》．早期の退院を目標に作業療法が開始された．

→ 被害妄想：統合失調症の陽性症状（被害関係妄想）

→ 被害妄想：統合失調症の陽性症状（不眠とともに被害的な訴えが多くなり）

→ 疲労感・意欲低下が残存：休息期

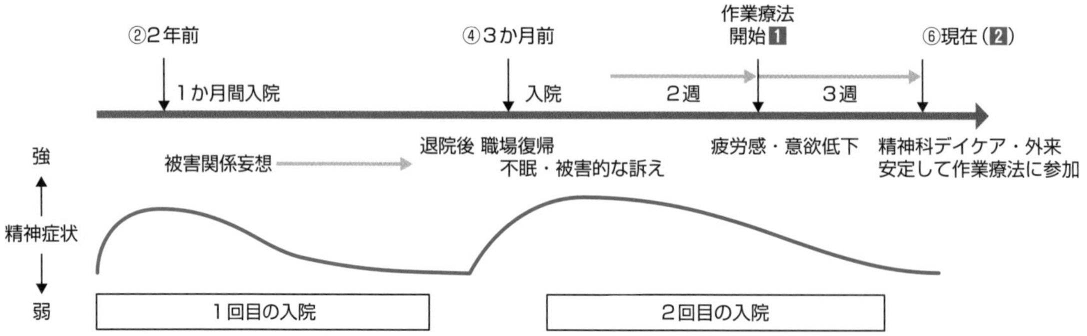

この設問のポイント

入院後2週で，ある程度症状は治まったものの疲労感や意欲低下を認めることから（⑤），休息期だと考えられる．この段階では院内生活より高い能力を必要とする社会生活を送るための能力（回復期後期～維持期の目標）を求めるのは難しいと考えられる．

選択肢

1. （○）**安全・安心の保障**：休息期～回復期前期の目的である．
2. （×）**対人交流技能の改善**
3. （×）**社会生活リズムの習得**
4. （×）**役割遂行能力の改善**
5. （×）**限界の確認**

（2～5）社会生活を送るための能力で，回復期後期～維持期の目的である．

正答　1

作業療法開始から3週が経過し，安定して作業療法に参加できるようになった．そこで，精神科デイケアを利用しながら外来治療を検討することになった．

2 この時期に優先すべき作業療法はどれか．**2つ選べ．**

1. 疲労への対処法を検討する．
2. 退院前の訪問指導を行う．
3. 就労移行支援事業の利用を検討する．
4. 社会生活技能訓練を行う．
5. 職場復帰に向けた訓練を行う．

設問構造の確認

〈作業療法開始から 3週 が経過し，安定して作業療法に参加できるようになった〉．そこで，〈精神科デイケアを利用しながら外来治療を検討する〉ことになった．

⑥ ⑦

↳ 入院治療から外来治療への移行

この設問のポイント

この時期とは，休息期〜回復期前期のことである．安定して作業療法に参加できるようになっているので，精神科デイケアや外来治療という退院後を見据えた対応が優先される．

選択肢

1. **(○) 疲労への対処法を検討する．**
   疲労感や意欲低下を認めており，疲労感への対処法が必要となる．⑤より
2. **(○) 退院前の訪問指導を行う．**
   退院前の訪問指導では，退院前に自宅や通所経路の環境を把握する必要がある．
3. **(×) 就労移行支援事業の利用を検討する．**
4. **(×) 社会生活技能訓練を行う．**
5. **(×) 職場復帰に向けた訓練を行う．**

（3〜5）社会生活を送るための能力で，回復期後期〜維持期に優先する内容である．

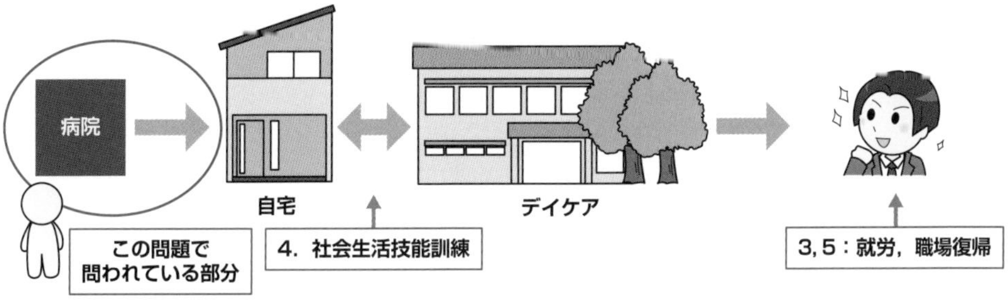

正答 1，2

第6講 うつ病

「うつ病」の問題は，発症から回復までの過程をイメージできると理解しやすい．発症時期によって症状や対応も異なるため，発症時期ごとに「作業療法のポイント」を押さえておけば正解を選び取ることができる．

●発症から回復までのイメージ図

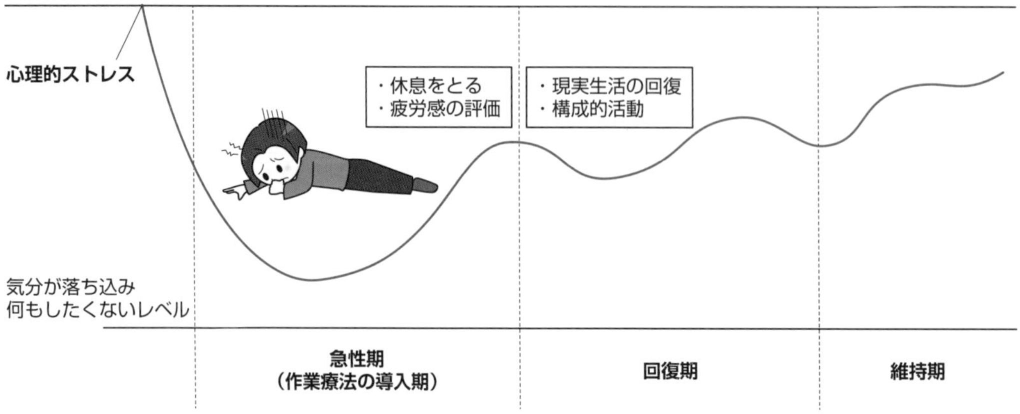

●うつ病患者の基本的な性格と主な症状

基本的な性格		真面目，几帳面，何事にも手を抜けないなど
主な症状	抑うつ気分	気分の落ち込み，気が滅入る，悲観的，憂うつ
	興味関心・集中力の低下	・興味が持てない，億劫，やる気が出ない，楽しみを感じない． ・意欲の低下，食欲不振，作業効率の低下 ・決断能力の低下
	不安感による焦燥，抑制	・不安感からの焦り，緊張感と連動する活動性向上 ・動きの低下，無表情，会話の減少
	疲労感の訴え，睡眠障害	・全身が重い，だるい，きつい，動けない． ・寝つきが悪い，熟睡できない．
	自責感，自己評価の低下，無価値感	・「自分は生きていても意味がない」と考える． ・「周囲に迷惑をかけている」と考える．
	希死念慮，自殺企図	・「死にたい」と思うこと ・自殺を考えること
	思考障害，妄想	・思考制止*：考えが進まず，滞ってしまうこと *統合失調症の「思考途絶」との違いは，時間をかければなんとか答えが得られる点である． ・罪業妄想：「自分は罪深い」と思い込む． ・貧困妄想：「貧乏で生活ができない」と思い込む． ・心気妄想：「不治の病に罹っている」と思い込む．

●発症時期と作業療法のポイント

時　期	作業療法ポイント
急性期 (作業療法の導入期) (入院～1か月)	・まず**休息をとる**ことを大切にする. ・症状の重症度，自殺企図，服薬状況を確認する. ・**疲労感**について評価する. ・治療展開への**信頼関係を作る.** ・自殺企図がみられる場合，自殺しないことを約束する.
回復期 (入院～2か月)	・症状，活動量が徐々に回復してくる. ・**短時間，工程が少ない「構成的活動」**から導入する. ・対人関係，集団活動について評価する.
維持期	・活動性の向上，生活リズムの再獲得をする. ・所属感や自信の回復をはかる. ・対人関係，課題遂行技能の改善をはかる.

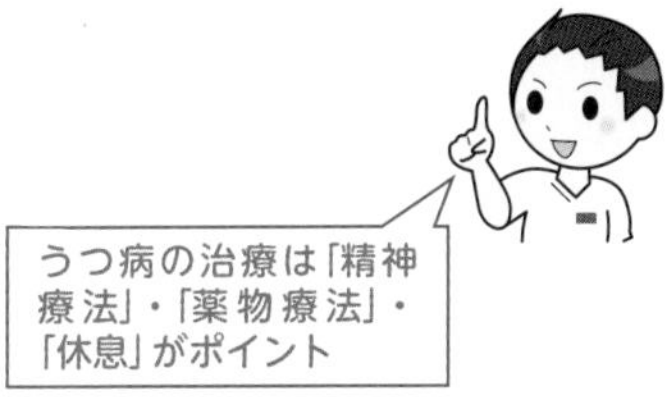

●「心理的ストレス」の確認とNG対応

心理的ストレスの確認

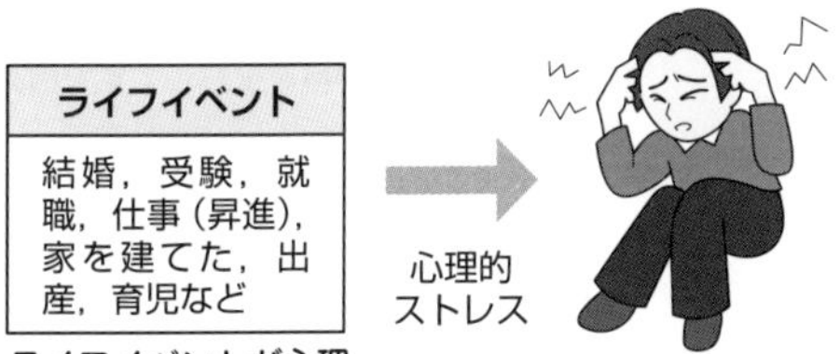

ライフイベントが心理的ストレスとなっていることが多い.

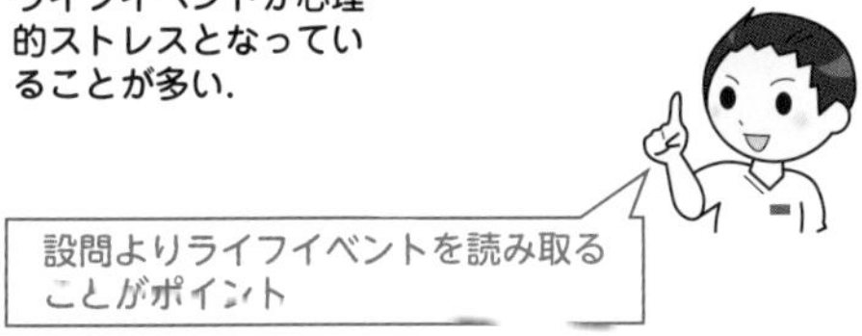

NG対応

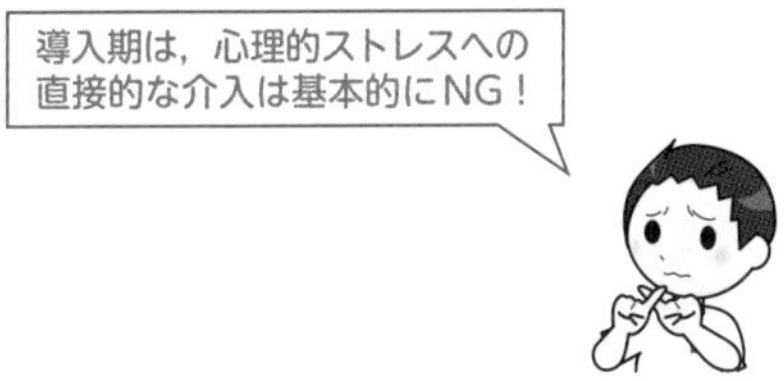

NG例）育児が原因の場合
→育児について振り返る.
→子育ての情報提供により関心を高める.
仕事が原因の場合
→退職を勧める.　など

●うつ病患者への対応のポイント

1. 励まさない.
2. 共感的，保護的に関わる.
3. 病気であることを確認する.
4. できる限り安静と休養をはかる.
5. 自殺しないように約束する.
6. 人生に関わる問題の決定を延期する.
7. 治療，寛解に関してはっきりと教える.
8. 薬物療法と副作用の確認をする.

過去問題

6-A-1

50回AM16

55歳の男性．うつ病．3か月前に昇格し研修部門の責任者となった．最近になり睡眠障害と気分の落ち込みとが出現した．職場では研修予定が立てられない，報告書の提出が遅れるなど仕事がこなせなくなった．心配した上司に勧められて精神科を受診し，休職することになった．

この時点の作業療法で適切なのはどれか．２つ選べ．

1. 楽しい体験を勧める．
2. 休息の重要性を伝える．
3. 作業活動時間は短くする．
4. 生活課題への取り組みを始める．
5. 能力向上のための課題を提供する．

設問構造の確認

55歳の男性．うつ病①．〈3か月前②に昇格し研修部門の責任者となった〉．最近になり〈睡眠障害と気分の落ち込みとが出現した③〉．〈職場では研修予定が立てられない，報告書の提出が遅れるなど仕事がこなせなくなった④〉．心配した上司に勧められて〈精神科を受診し，休職することになった⑤〉．この時点⑥の作業療法で適切なのはどれか．

- ② → ライフイベント：心理的ストレス
- ③ → うつ病の症状
- ④ → 仕事上での問題
- ⑥ → 精神科を受診してすぐの時期

この設問のポイント

睡眠障害（③），仕事がこなせない（④）など，身体も心も休めていないと考えられる．

精神科を受診してすぐの時期であり，急性期（作業療法の導入期）だと考えられる．この時期の作業療法では休息を第一に考える．「課題」などは頑張りすぎるので要注意．

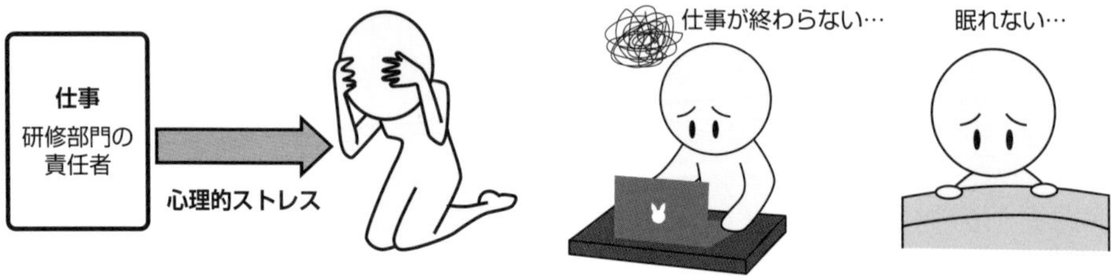

選択肢

1. **（×）楽しい体験を勧める．**
   作業療法の導入期は，心身ともに疲弊したうつ状態であり，励ましや指示的なかかわりは適切でない．
2. **（○）休息の重要性を伝える．**
   作業療法の導入期では，まず休むこと，休んでよいということを伝える．
3. **（○）作業活動時間は短くする．**
   休憩を取りやすくするため，短時間（スモールステップ）で実施する．
4. **（×）生活課題への取り組みを始める．**
5. **（×）能力向上のための課題を提供する．**

（4・5）うつ病患者は，基本的な性格が「真面目」であり，「課題」をこなそうと頑張りすぎることが考えられるため適切でない．

正答　2，3

過去問題　6-A-2

54回PM15

65歳の女性．元来，几帳面な性格だが友人も多く活動的に過ごしていた．3か月前に，自宅のリフォームを契機に，早朝覚醒，食思不振，抑うつ気分や意欲低下が生じ，友人とも会わないようになった．自宅で自殺を企図したが未遂に終わり，1か月前に家族が精神科を受診させ，即日医療保護入院となった．単独散歩はまだ許可されていないが，抗うつ薬による治療で抑うつ気分は改善傾向にあり，病棟での軽い体操プログラムへの参加を看護師から勧められて，初めて参加した．

この時点での患者に対する作業療法士の関わりで**適切でない**のはどれか．

1. 必要に応じて不安を受け止める．
2. 過刺激を避けながら短時間で行う．
3. 具体的体験により現実感の回復を促す．
4. 参加各回の達成目標を明確にして本人と共有する．
5. 薬物療法の副作用が生じていないかアセスメントする．

設問構造の確認

65歳の女性．〈元来，几帳面な性格だが友人も多く活動的に過ごしていた〉．〈3か月前に，
① 　→活動性の低下　②

自宅のリフォームを契機に〉，〈早朝覚醒，食思不振，抑うつ気分や意欲低下が生じ，友人とも会わないよう
→ライフイベント：心理的ストレス　③　→特徴的な症状　④

になった〉．〈自宅で自殺を企図したが未遂に終わり〉，1か月前に家族が精神科を受診させ，即日医療保護入
⑤　→自殺企図・自殺未遂

院となった．〈単独散歩はまだ許可されていないが，抗うつ薬による治療で抑うつ気分は改善傾向にあり〉，
⑥　→活動選択時の注意点　⑦　→薬物療法の効果は出ている

〈病棟での軽い体操プログラムへの参加を看護師から勧められて，初めて参加した〉．〈この時点〉での患者に対
⑧　→プログラムに参加できるほど改善に向かっている　⑨　→入院して1か月程度で，初めてプログラムに参加した時期

する作業療法士の関わりで適切でないのはどれか．

病名推測　几帳面な性格（①），特徴的な症状（③），自殺企図（⑤）から**うつ病**だと考えられる．また，入院後1か月なので急性期（作業療法の導入期）～回復期前期だと考えられる．

選択肢

1. （○）**必要に応じて不安を受け止める．**
   作業療法の導入期は，患者に「不安」が強く出るときもある．まずは，支持的なかかわりをもつ．
2. （○）**過刺激を避けながら短時間で行う．**
   うつ病の作業療法では，刺激をできるだけ抑え，休息を取りながら短時間で実施する．
3. （○）**具体的体験により現実感の回復を促す．**
   具体的体験とは，作業工程が少なく，道具やテーマが決まっており，作品として完成しやすい体験（作業活動）である．具体的体験によって作品を完成させることで，現実感が得られる．
4. （×）**参加各回の達成目標を明確にして本人と共有する．**
   達成目標を明確にするのは「よいこと」のように思われるが，患者は几帳面な性格であり，目標を達成できなかった場合，自信の低下，抑うつ気分につながる可能性があり適切でない．①より
5. （○）**薬物療法の副作用が生じていないかアセスメントする．**
   抗うつ薬による治療で生じる副作用（眠気，ふらつき，頭痛など）に注意する．⑦より

正答　4

過去問題 6-A-3

52回AM18

57歳の女性．夫と寝たきりの母親との3人暮らし．編み物を趣味としていた．患者は手の抜けない真面目な性格で，介護が2年続いたころから「体が動かない．死んでしまいたい」と寝込むようになった．夫に連れられ精神科病院を受診し入院．1か月後に作業療法が導入となった．しかし，作業療法士に「母のことが気になるんです．ここにいる自分が情けない」と訴えた．

この患者への対応として適切なのはどれか．

1. 主治医に早期の退院を提案する．
2. 他の患者のお世話をする役割を提供する．
3. 趣味の編み物をしてみるよう提案する．
4. 休むことも大切であることを説明する．
5. 他の患者との会話による気晴らしを促す．

設問構造の確認

57歳の女性.〈夫と寝たきりの母親との3人暮らし〉.〈編み物を趣味〉としていた．患者は

① ② └個人的背景

〈手の抜けない真面目な性格〉で,〈介護が2年続いたころから「体が動かない．死んでしまいたい」と寝込む

③ └性格：几帳面，真面目　④└ライフイベント：心理的ストレス　⑤└希死念慮

ようになった〉．夫に連れられ精神科病院を受診し入院.〈1か月後に作業療法が導入〉となった．しかし，作

⑥ └急性期は脱している時期

業療法士に〈「母のことが気になるんです．ここにいる自分が情けない」と訴えた〉.

⑦ └特徴的発言：自責感

病名推測 真面目な性格(③)，希死念慮(⑤)，自責感(⑦)から**うつ病**だと考えられる．

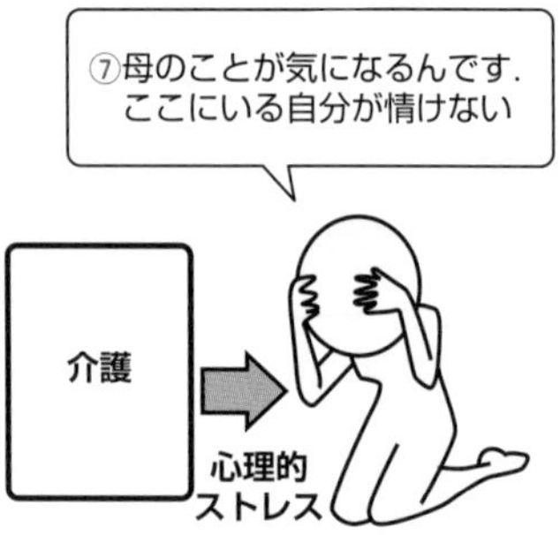

選択肢

1. (×) **主治医に早期の退院を提案する．**
   作業療法が導入された時点での退院の提案は時期尚早である．⑥より
2. (×) **他の患者のお世話をする役割を提供する．**
   母親の介護が患者にとって心理的ストレスと考えられるため，他の患者を世話する役割はうつ症状を悪化させる可能性があり適切でない．④，⑦より
3. (×) **趣味の編み物をしてみるよう提案する．**
   趣味活動は病前の出来映えと比較し失敗体験となる可能性がある．また，編み物は細かい作業工程であり，「編み目を間違わないように」と思いつめる可能性があり適切でない．②，③より
4. (○) **休むことも大切であることを説明する．**
   うつ病の導入期の作業療法では，休むことの大切さを説明する．
5. (×) **他の患者との会話による気晴らしを促す．**
   導入期は個別的作業療法から始めるとよい．他の患者との会話は時期尚早である．

正答 4

過去問題　6-A-4

53回AM17

28歳の女性．産後うつ病．育児休暇中である．元来，何事にも手を抜けない性格．出産から4か月経過したころから，子どもの成長が気になり始め，夫に不安をぶつけるようになった．次第に「母親失格」と言ってはふさぎ込むようになったため，夫に連れられて精神科を受診し入院となった．1か月半後，個別的作業療法が開始となったが，手芸中に「私は怠け者」とつぶやく様子がみられた．

この患者に対する作業療法士の対応として適切なのはどれか．

1. 日記を取り入れる．
2. 育児の振り返りを行う．
3. 患者の不安な気持ちに寄り添う．
4. 家族の育児への協力方法について話し合う．
5. 性格による自己否定的考えについて話し合う．

設問構造の確認

28歳の女性．産後うつ病①．〈育児休暇中である〉②．元来，〈何事にも手を抜けない性格〉③．

② → 現在の状況　③ → 性格：真面目

〈出産から4か月経過したころから〉④，〈子どもの成長が気になり始め，夫に不安をぶつけるようになった〉⑤．次第に〈「母親失格」と言ってはふさぎ込むようになった〉⑥ため，夫に連れられて精神科を受診し入院となった．

④ → ライフイベント：心理的ストレス　⑤ → 特徴的な言動　⑥ → 自己評価の低下

〈1か月半後⑦，個別的作業療法が開始〉となったが，〈手芸中に「私は怠け者」とつぶやく様子〉⑧がみられた．

→ 導入期は個別的作業療法から開始する　→ 自己評価の低下

この設問のポイント

選択肢には心理的ストレスや性格に関するキーワード（育児や自己否定的考え）があるが，作業療法士の対応として，これらへの直接的なアプローチは要注意である．

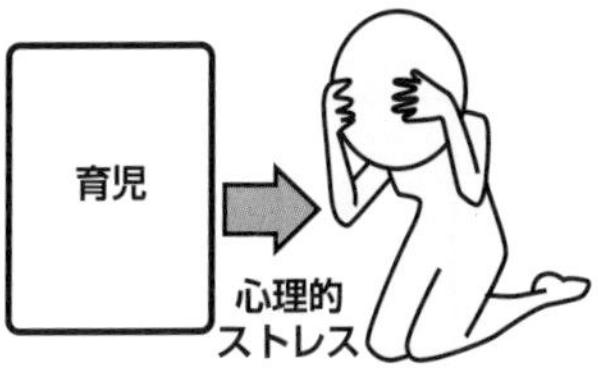

選択肢

1. （×）**日記を取り入れる．**
   日記は毎日書くものであり，「何事にも手を抜けない性格」のうつ状態の患者には**負担が大きい作業**となり適切でない．③より
2. （×）**育児の振り返りを行う．**
   育児が心理的ストレスの要因と考えられ，現段階での振り返りは**時期尚早**である．①，④，⑤より
3. （○）**患者の不安な気持ちに寄り添う．**
   まずは**支持的に患者の気持ちに寄り添う**ことで，患者の安心感につなげる．
4. （×）**家族の育児への協力方法について話し合う．**
   「母親失格」「私は怠け者」と訴える患者にとって，家族に手伝ってもらうことは，「自分は役に立たない」とよりネガティブに受け取る可能性が大きく適切でない．⑥，⑧より
5. （×）**性格による自己否定的考えについて話し合う．**
   自己否定的考えそのものについて話し合うのではなく，**認知のゆがみを修正**していくことを目指すとよい．⑥，⑧より

正答　3

過去問題　6-A-5

51回AM18

35歳の女性．現在，6か月児の子育て中であるが，1か月前からテレビも新聞も見る気が起こらないほど周囲への興味と関心が低下し，児と触れ合うこともおっくうになった．物事の判断が鈍くなり，子育てに自信をなくし，自分を責め，ささいなことから不安になりやすくなったため，児を祖母に預けて精神科病院に入院した．入院翌日から不安の軽減を目的に作業療法が開始された．

この患者に対する作業療法士の対応で適切なのはどれか．

1. 運動によって体力の増強を図る．
2. 趣味をみつけるよう働きかける．
3. 子育ての情報提供により関心を高める．
4. 集団のレクリエーションで気分転換を図る．
5. ゆとりが持てるような日中の過ごし方を話し合う．

設問構造の確認

35歳の女性．〈現在，6か月児の子育て中〉であるが，〈1か月前からテレビも新聞も見る気が起こらないほど周囲への興味と関心が低下し，児と触れ合うこともおっくうになった〉．〈物事の判断が鈍くなり，子育てに自信をなくし，自分を責め，ささいなことから不安になりやすくなったため〉，児を祖母に預けて精神科病院に入院した．〈入院翌日から不安の軽減を目的に作業療法が開始された〉．

① → ライフイベント：心理的ストレス　②

→ 興味・関心の低下　③ → 判断力，自己評価の低下，自責感

④ → 作業療法が導入されたばかりの時期

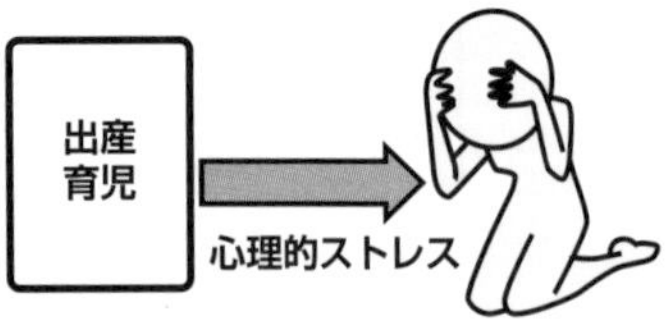

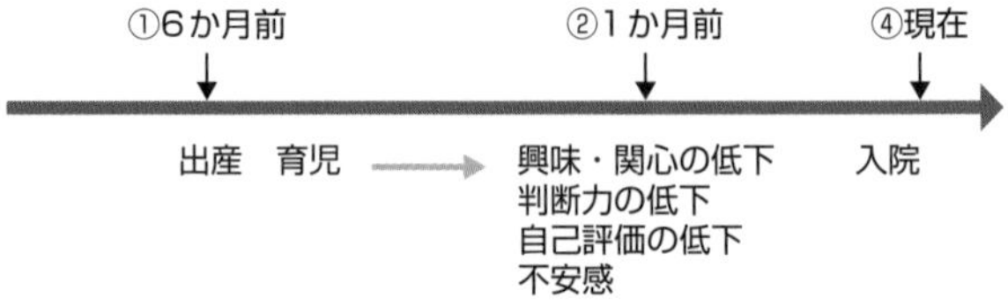

病名推測　子育て中（①），興味・関心の低下（②），自責感（③）から，**産後うつ病**だと考えられる．

この設問のポイント

うつ病へのアプローチでは，まず休むことが基本となる．「休息系」の選択肢に注目しよう．

選択肢

1. （×）**運動によって体力の増強を図る．**
2. （×）**趣味をみつけるよう働きかける．**

　　（1・2）活動量が多く時期尚早である．

3. （×）**子育ての情報提供により関心を高める．**
   子育てが心理的ストレスの要因と考えられ，かえって不安を高める可能性が高い．
4. （×）**集団のレクリエーションで気分転換を図る．**
   活動量が多く時期尚早である．
5. （○）**ゆとりが持てるような日中の過ごし方を話し合う．**
   不安の軽減のために入院している．まずは心身を休めて，生活リズムの構築のために日中の過ごし方を話し合うとよい．

正答　5

演習問題　6-B-1

36歳の女性．専業主婦．24歳で結婚．約1年前に出産した．出産直後より，意欲低下および抑うつ気分がみられ，体重減少や不眠を認めた．「自分は役に立たない」と育児に対して自信をなくした言動がみられ，希死念慮も認められたため入院となった．入院2週後から作業療法が開始された．

作業療法の初期評価で把握すべき内容として適切なのはどれか．**2つ選べ**．

1. 家族関係
2. 就労に関する評価
3. 家事能力
4. 薬物療法の効果
5. 病気に対する認識

設問構造の確認

36歳の女性．専業主婦．24歳で結婚．〈約1年前に出産した〉．出産直後より，〈意欲低下および抑うつ気分〉がみられ，〈体重減少や不眠〉を認めた．〈「自分は役に立たない」と育児に対して自信をなくした言動〉がみられ，〈希死念慮も認められたため入院となった〉．〈入院2週後から作業療法が開始された〉．

① ライフイベント：心理的ストレス
② 心理的な症状
③ 身体的な症状
④ 自己評価の低下
⑤
⑥ 急性期（作業療法の導入期）

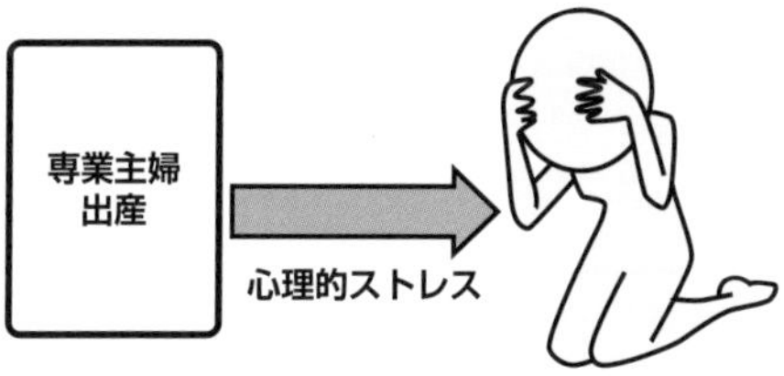

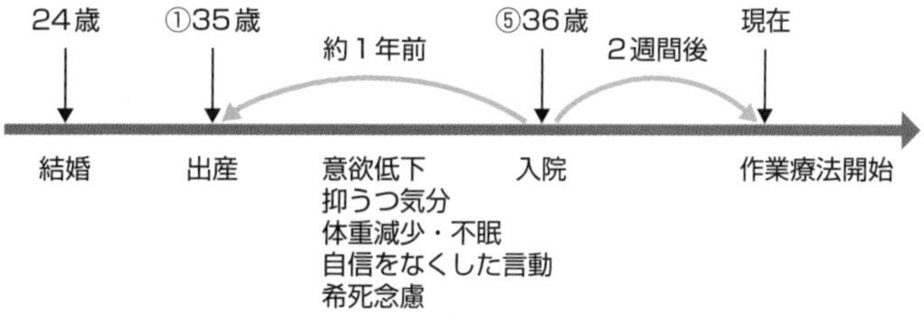

この設問のポイント

出産，育児をはじめとした家庭にまつわることが心理的ストレスとなっていると考えられる．
この点について初期評価で具体的に聞くのは優先度が低い．

選択肢

1. （×）家族関係
2. （×）就労に関する評価
3. （×）家事能力

→ 家庭に関連する初期評価の優先度は低い．

4. （○）薬物療法の効果
5. （○）病気に対する認識

→ 初期評価として，薬物療法の効果，病気に対する認識，睡眠の状態，疲労感などがある．

○ 4．薬物療法の効果

薬の効果や病気（症状）について患者の意見（認識）を尋ねることで，作業療法士が理解を示すことは大切である．

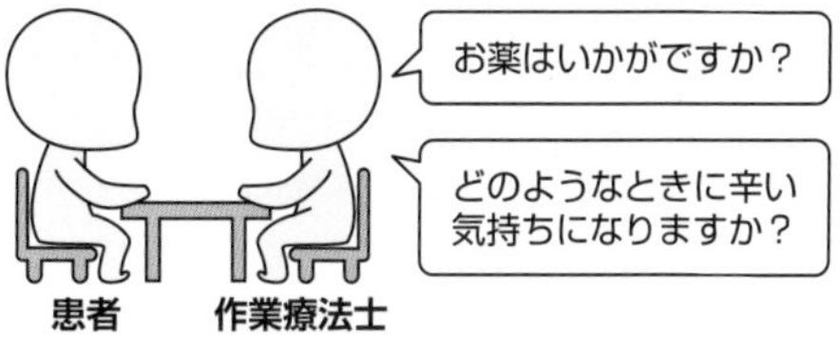

正答　4，5

演習問題　6-B-2 3

次の文により1，2の問いに答えよ．

33歳の女性．中学校教諭．責任感が強く社交的であったが，1年前よりふさぎ込むことが多くなった．最近，不眠・食欲不振とともに無断欠勤が続いたために精神科を受診し，気分障害（うつ病）で入院となった．現在は休職中である．入院後も抑うつ気分が続いていたが，入院2週間目に作業療法が開始された．

1 導入時の作業療法で**適切でない**のはどれか．

1. 簡単な構成的作業を用いる．
2. なじみのある活動種目を選択する．
3. 保護的なかかわりを優先する．
4. 実用的な作品の製作を行う．
5. 短時間で完成できる活動を行う．

設問構造の確認

33歳の女性．中学校教諭．《責任感が強く社交的であったが》，《1年前よりふさぎ込むことが多くなった》．

①　└→ 元来の性格　②　└→ 憂うつな状態

《最近，不眠・食欲不振とともに無断欠勤が続いた》ために精神科を受診し，気分障害（うつ病）で入院となった．《現在は休職中である》．《入院後も抑うつ気分が続いていたが》，《入院2週間目に作業療法が開始された》．

③　└→ 特徴的な症状と問題点　④　⑤　⑥　└→ 特徴的な症状　⑦　└→ 作業療法が導入されたばかり

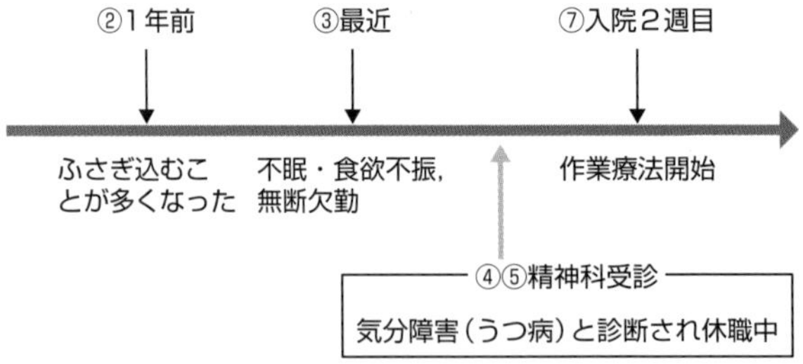

この設問のポイント

うつ病患者の導入時の作業療法を考えていく問題である．入院2週目（作業療法の導入期）ということを踏まえて考えよう．

選択肢

1. （○）**簡単な構成的作業を用いる．**
   たとえば，貼り絵では下絵があり，「切って貼る」という動作を繰り返す（構成的活動）．このような作業は失敗が少なく，導入時の作業療法として適切である．
2. （×）**なじみのある活動種目を選択する．**
   病前の能力と比較して劣等感を感じたり，思いつめたりする可能性がある．また，抑うつ気分を認めることから失敗体験となる可能性があり適切でない．
3. （○）**保護的なかかわりを優先する．**
   気分が不安定であるので，まずは保護的にかかわる．
4. （○）**実用的な作品の製作を行う．**
   実用的な作品は，「達成感」や「有能感」を提供できるため適切である．
5. （○）**短時間で完成できる活動を行う．**
   短時間で完成できる活動は見通しがよく適切である．

正答　2

作業療法開始から3週間目でしだいに活動性が改善し，簡単な作業では，ていねいで正確な作品を完成させられるようになった．しかし，作業療法中に患者が「うまくできない．作業をやめたい」と言った．

2 このときの作業療法士の対応で適切なのはどれか．**2つ選べ**．

1. 作業活動の難易度を上げる．
2. 「うまくできているので頑張ってください」と励ます．
3. 息抜きや気分転換ができるようサポートする．
4. 小集団で他者と場の共有を行う．
5. 直ちに作業療法を終了する．

設問構造の確認

〈作業療法開始から3週間目でしだいに活動性が改善し，簡単な作業では，ていねいで正確な作品を完成させられるようになった〉⑧．しかし，〈作業療法中に患者が「うまくできない．作業をやめたい」と言った〉⑨．

→ 作業療法開始から3週間目での変化点

→ 自信がもてていない

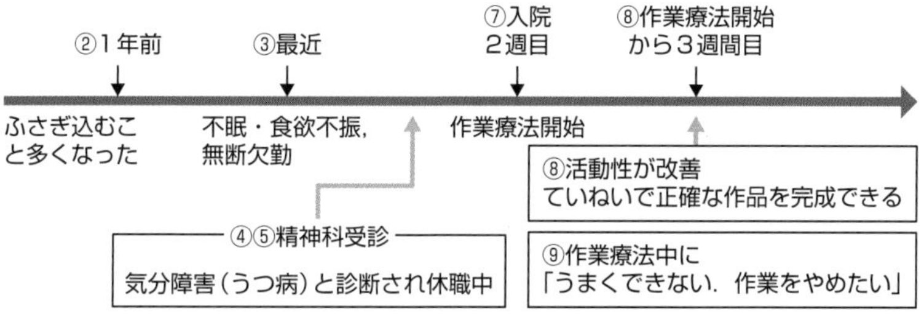

この設問のポイント

「ていねいで正確な作品を完成できるようになった（⑧）」ので，作業療法に参加し，作品製作ができるという段階（下図の段階2）だと分かる．

うつ病の作業療法のステップの一例

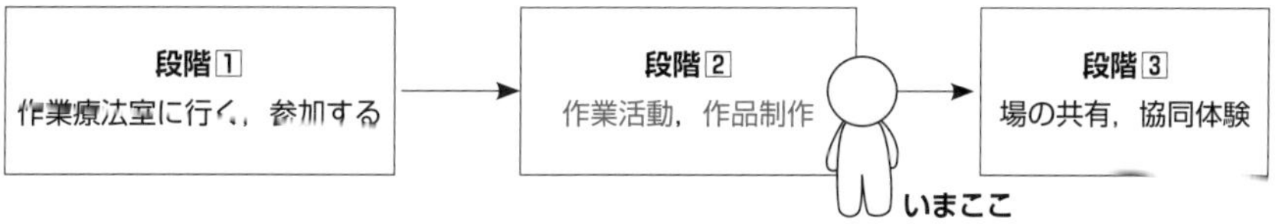

選択肢

1. **（×）作業活動の難易度を上げる．**
   「うまくできない．作業をやめたい」との発言から，難易度を上げると意欲が低下すると考えられる．⑨より
2. **（×）「うまくできているので頑張ってください」と励ます．**
   患者は自己評価が低く，抽象的な励ましはかえって不安感を助長するおそれがある．⑨より
3. **（○）息抜きや気分転換ができるようサポートする．**
   うつ病の作業療法では，休息・息抜きや気分転換のサポートが大切である．
4. **（○）小集団で他者と場の共有を行う．**
   作品の良し悪しや失敗が問われない小集団による場の共有は適切である．
5. **（×）直ちに作業療法を終了する．**
   治療的な交流（患者⇔作業療法士）を断絶することになり，治療的効果はないと考えられる．

正答　3，4

演習問題 6-B-4 5

次の文により1，2の問いに答えよ．

42歳の男性．会社で課長に昇進したころから，不眠，食欲不振が現れ，「職場で役に立たず申し訳ない」と訴えるようになった．気分の落ち込みや疲労感を訴えて自室に引きこもるようになり，会社にも出勤できなくなったため，家族に付き添われて精神科病院を受診し入院となった．入院から2週間が経過し，作業療法が開始となった．

1 この時期の患者に対する作業療法士の対応で適切なのはどれか．

1. 参加頻度を遵守するよう促す．
2. 期待をもち積極的に関わる．
3. 患者の状態に合わせた参加方法を指導する．
4. 患者の気分に合わせて対応を変更する．
5. 仕事中の休息方法を一緒に考える．

設問構造の確認

42歳の男性．〈会社で課長に昇進したころから〉，〈不眠，食欲不振が現れ，「職場で役に立たず申し訳ない」と訴えるようになった〉．〈気分の落ち込みや疲労感を訴えて自室に引きこもるようになり〉，〈会社にも出勤できなくなったため〉，家族に付き添われて精神科病院を受診し入院となった．〈入院から2週間が経過し，作業療法が開始となった〉．

① → ライフイベント：心理的ストレス
② → 特徴的な症状
③ → 自己評価の低下
④ → 特徴的な心理状態と生活上の問題点
⑤ → 生活上の問題点
⑥ → 入院後，作業療法が導入されたばかりの時期

病名推測 昇進後の不眠，食欲不振，気分の落ち込み，疲労感（①～④）から**うつ病**と考えられる．

この設問のポイント

心理的ストレスとして「課長に昇進（①）」が挙げられ，入院から2週間の時期なので**急性期（作業療法の導入期）**だと考えられる．

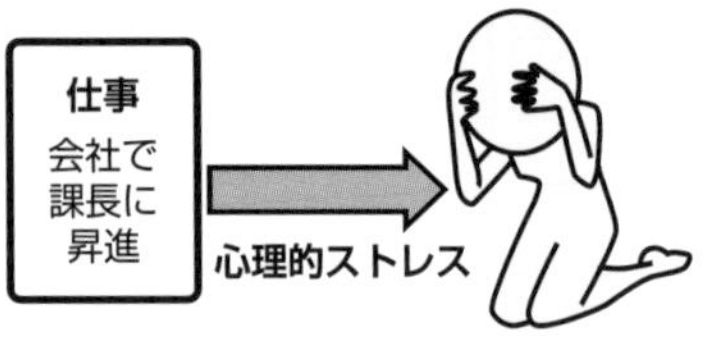

選択肢

1. （×）**参加頻度を遵守《じゅんしゅ》するよう促す．**
   うつ病患者の基本的性格は「真面目」「休めない」であり，参加頻度を遵守（ルールを必ず守る）させると，心理的影響が大きくなり適切でない．
2. （×）**期待をもち積極的に関わる**
   期待をもち積極的に関わると無理を招きかねず適切でない．
3. （○）**患者の状態に合わせた参加方法を指導する．**
   無理はせずに休む，できるときは作業活動を実施するといった具合に，患者の回復状態に合わせて参加方法を指導する．
4. （×）**患者の気分に合わせて対応を変更する．**
   患者の気分に振り回されないように一貫した対応と心理的距離をとる．
5. （×）**仕事中の休息方法を一緒に考える．**
   仕事が心理的ストレスとなっており，復職や仕事への介入は時期尚早である．

正答 3

2 この時期の患者に用いる作業活動として適切なのはどれか.

1. 他の患者と共同して行う活動
2. なじみのある活動
3. 完成までに時間を要する活動
4. 予測のつきにくい活動
5. 繰り返しのある構成的活動

設問構造の確認

この時期の患者に用いる作業活動として適切なのはどれか.

└▶入院から2週間が経過：急性期（作業療法の導入期）

選択肢

1. （×）**他の患者と共同して行う活動**
   他の患者との対人交流を必要とする活動は，心理的負荷がかかると考えられる．導入期は個別的作業療法から開始する.
2. （×）**なじみのある活動**
   なじみのある活動は，病前（健康なとき）はできていたのに，現在はできない（思っているより完成度が低い）という失敗体験になる可能性があるため適切でない．④より
3. （×）**完成までに時間を要する活動**
   完成までに時間を要する活動は心理的負荷がかかるため適切でない．④より
4. （×）**予測のつきにくい活動**
   予想のつきにくい活動は不安を助長する可能性があり適切でない．②〜④，⑥より
5. （○）**繰り返しのある構成的活動**
   繰り返しのある活動は失敗が少なく，完成の予測もしやすく，心理的負荷が少ないため適切である．②〜④，⑥より

正答　5

第7講　摂食障害

「摂食障害」の設問では，「ボディイメージの障害」「拒食/過食」「食べて吐く」などの症状が設問内に書かれていることが多い．そして，適切な作業療法を選び取る場合がほとんどなので，「作業療法のポイント」を頭に入れておけば，選択肢から正解を選ぶことは容易となる．
設問内に記載されている患者の性格（真面目など）と主な症状（拒食/過食など）を読み取り，問われている時期（急性期：作業療法の導入期・回復期など）を整理して判断しよう．

●摂食障害の患者の基本的な性格と主な症状

<table>
<tr><td colspan="2">基本的な性格</td><td>・自己肯定感が低い：他人の評価を過度に気にする．
・不安感，抑うつ，真面目，強迫観念
・完璧主義，過活動
・甘え，依存，わがまま，嫉妬（敵意）</td></tr>
<tr><td rowspan="2">主な症状</td><td>神経性無食欲症
（神経性やせ症）</td><td>・若い世代の女性に多い．
・体重増加や肥満に対する恐怖心が強く，体重などの数値に過敏になり，太っていると思い込む（ボディイメージの障害）．
・強いやせ願望があり，拒食や栄養制限，過度な運動（過活動）やダイエットを行い，著しい低体重がみられる．
・病識はないことが多い．
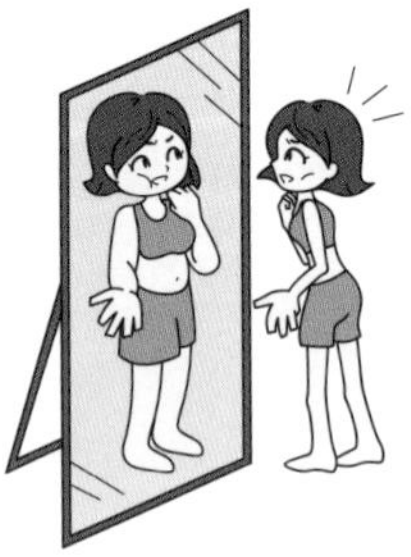
ボディイメージのゆがみ
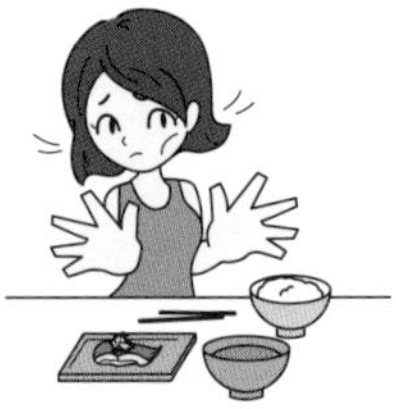
拒食</td></tr>
<tr><td>神経性大食症
（神経性過食症）</td><td>・欲求不満，孤独感などのストレスから過食衝動に襲われ，大量に食べてしまう．
・活動性が低下していることが多い．
・病識はあることが多い．
・無月経はみられにくい．
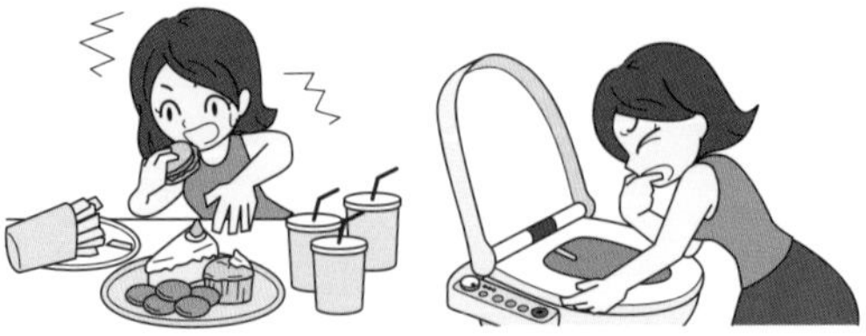
食べては吐く</td></tr>
<tr><td colspan="2">その他の身体症状</td><td>・無理なダイエット，自己誘発性嘔吐，下剤の乱用により身体症状を呈することがある．
代表例：低栄養，低体温，低血圧，脱水，月経不順，不妊，骨粗鬆症，虫歯など</td></tr>
<tr><td colspan="2">生活リズム</td><td>・過活動や不規則な食事時間，不眠などから学校や仕事に影響が出て，生活リズムは乱れやすい．</td></tr>
</table>

●発症時期，病態と作業療法のポイント

時　期	病　態	作業療法のポイント
急性期 （作業療法の導入期）	・低栄養状態，筋力低下を認める． ・エネルギーのコントロールが難しい状態（身体機能・体力の回復段階） 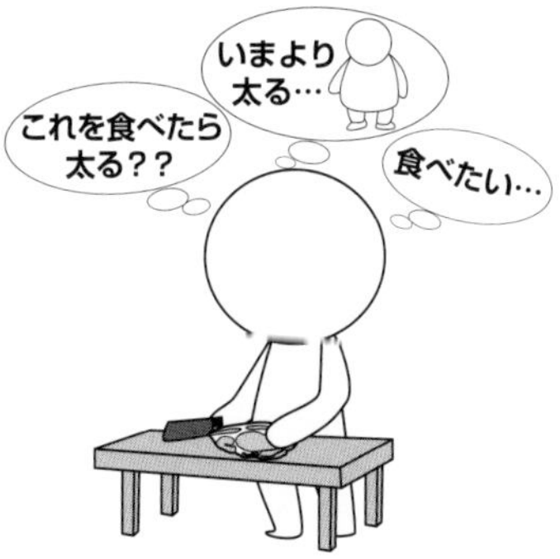	・受容的，共感的，支持的な対応をとる． ・**身体的負荷の少ない活動，構成的な活動（短期間で完成，集中しやすい活動）**を促す． ・**生活リズムの安定**，行動の安定をはかる． ・「食べ物」「調理」など“食”にまつわることは，「食べたら太る→でも，食べたい→でも，やせなきゃ→でも，食べたい」という悪循環（葛藤）を引き起こす可能性があるので用いない． 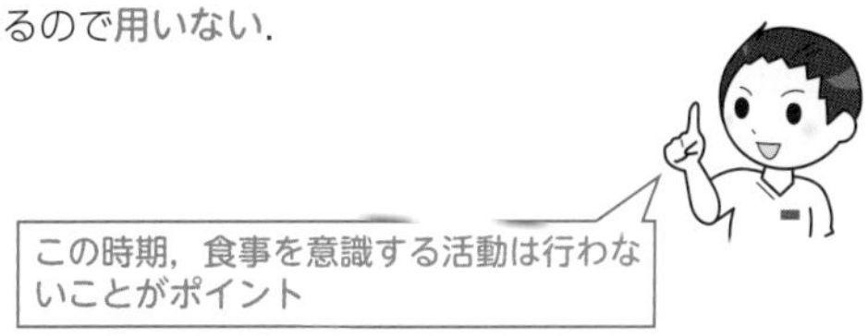
回復期	・**症状，活動量，体力が徐々に回復してくる．** ・過活動に注意する．	・作業活動を通じて，自己表現・感情を表現（言語化）を促す． ・自己肯定感の安定，ボディイメージの再認識を促す． ・甘え，わがまま，依存に注意して，枠組みを明示し主体性を育む．
維持期		・社会適応に向けたアプローチをする． ・**食行動に関して再認識**（栄養指導，料理活動など）を促す． ・ストレスへの認識と自己コントロール，対処法を伝える． ・家族への支援，退院に向けたアプローチをする．

●その他の対応のポイント

1．心理的治療
心理的治療として認知行動療法が用いられる．食事に対する考え方，自己嫌悪やうつ状態，認知の偏りを修正していく．

2．対人関係，家族関係へのアプローチ
食費増（家計の負担）から家族関係の悪化が生じる場合や，もともと対人関係や家族関係のストレスやコミュニケーション障害が原因の場合もあるため，疾患に対する家族の理解を深める対応も必要となる．

過去問題 7-A-1 2

49回PM13，14

次の文により13，14の問いに答えよ．

16歳の女子．摂食障害．身長168cm，体重61kg．責任感が強く真面目な性格で，陸上部の活動にも熱心に取り組んでいた．大柄で体重が多いことを不満に思い，食事制限と過度な部活動の練習を始めた．体重が37kgにまで減少し「太っているから誰にも会いたくない」と不登校気味になったため，見かねた両親に連れられ入院し，作業療法が開始された．

PM13

この患者にみられる症状はどれか．

1. 解離症状
2. 広場恐怖
3. 離人症状
4. 被害関係妄想
5. ボディイメージの障害

設問構造の確認

16歳の女子．摂食障害①．〈身長168cm，体重61kg〉②．〈責任感が強く真面目な性格〉③で，陸上部の活動にも熱心に取り組んでいた．〈大柄で体重が多いことを不満に思い，食事制限と過度な部活動の練習を始めた〉④．〈体重が37kgにまで減少し〉⑤〈「太っているから誰にも会いたくない」と不登校気味になったため〉⑥，見かねた両親に連れられ入院し，〈作業療法が開始された〉⑦．

② → 標準的な体型

③ → 摂食障害者の基本的な性格

④ → 体重減少の理由

⑤ → 61→37kg

⑥ → 「太っている」と思い込んでいる

⑦ → 入院してすぐの時期

この設問のポイント

61kgから37kgまで体重が減少しても「太っている」と思い込んでいる（⑤，⑥）ことに注目しよう．

選択肢

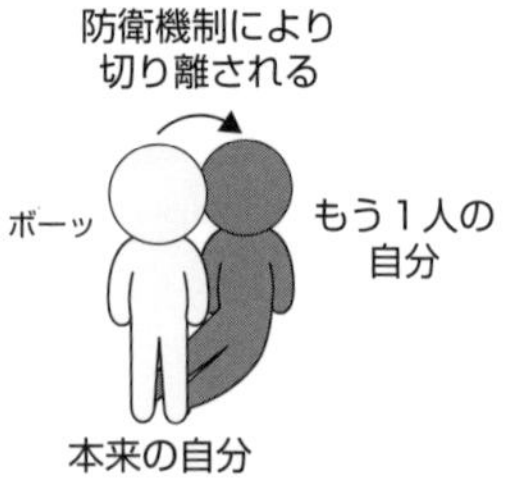

1. （×）**解離症状**

   生活上きわめて困難な事態に直面したときに，心理的防衛機制の働きで無意識に外部との接触が不能な状態に自分を置き，本来の自分から切り離すことである．解離性障害でみられる．

2. （×）**広場恐怖**

   すぐに逃げ出せなかったり，助けを求められなかったりする状況（映画館，バス，街中など）で恐怖や不安を抱くこと．パニック障害でみられる．

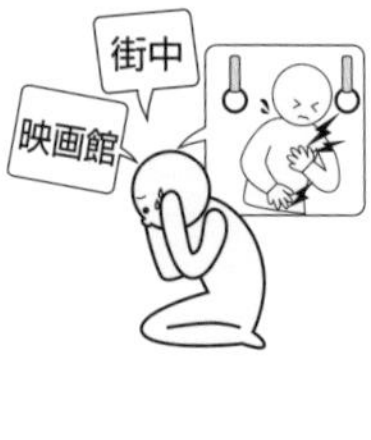

3. (×) **離人症状**
   自分の行動や感情に現実感がなく，実感が湧かない状態のことで，自分自身を外から見ているような状態である．非特異的症状であり多くの疾患(うつ病，統合失調症など)でみられる．

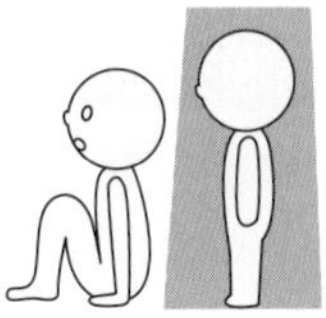

4. (×) **被害関係妄想**
   「誰かに危害を加えられる」「殺される」といった被害的な内容の妄想を訴える．周囲の人の何気ない言葉や身振りを「自分に嫌がらせをしようとしている」などと関係づける様子がみられ，統合失調症でみられやすい．

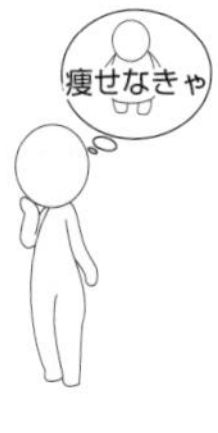

5. (○) **ボディイメージの障害**
   61 kgから37 kgまで痩せても「太っている」と思い込んでいるのは，神経性無食欲症に特徴的なボディイメージの障害だと考えられる．⑤，⑥より

正答　5

PM14
この患者に対する導入時の作業活動として適切なのはどれか．
1. 自由画を制作させる．
2. 料理活動を取り入れる．
3. 病棟での食事に関する問題を採り上げる．
4. 患者の得意な運動を利用して体力づくりを行う．
5. リラクセーションなどゆったりとした活動を取り入れる．

この設問のポイント
作業療法導入時は，食や体重に対する意識が非常に強いため，それらを意識せずに済む作業を提供する．

選択肢

1. (×) **自由画を制作させる．**
   自由画は下絵や下書きがなく，自由に描く課題(非構成的課題)であり，心理的負荷がかかるため適切でない．
2. (×) **料理活動を取り入れる．**
3. (×) **病棟での食事に関する問題を採り上げる．**
   (2，3) 導入時では，「食事」に関連する活動は心理的葛藤を引き起こす可能性があり適切でない．①より
4. (×) **患者の得意な運動を利用して体力づくりを行う．**
   患者は過度な部活動の練習によって急激に体重が減少した．「真面目な性格」のため，得意な運動では，がんばりすぎてしまう可能性があり適切でない．③より
5. (○) **リラクセーションなどゆったりとした活動を取り入れる．**
   導入時の作業療法では，過活動にならないようにゆったりとした活動から導入するとよい．

正答　5

過去問題 7-A-3

51回PM16

14歳の女子．生来健康で活発であった．6か月前からダイエットを契機に，拒食や過食嘔吐をするようになり，体重が58kg（身長158cm）から41kgまで減少した．心配した母親に連れられて精神科を受診し，入院となった．3 週後，体重は47kgを超えて作業療法が開始となったが，部屋にある料理の本をずっと眺めており「したいことに集中できない」と訴えた．

この患者に対する作業療法士の説明として適切なのはどれか．

1. 「気分転換できる作業を探しましょう」
2. 「復学に向けた計画を考えていきましょう」
3. 「料理に興味があるのですね．簡単なものから作ってみましょう」
4. 「食物から距離を取るために，ここでは料理の本を見るのはやめましょう」
5. 「今は休養が大切な時期です．何もせずにゆっくり過ごすことを目標にしましょう」

設問構造の確認

14歳の女子．生来健康で活発であった．《6か月前からダイエットを契機に，拒食や過食嘔吐をするようになり》，
①

《体重が58kg（身長158cm）から41kgまで減少した》．心配した母親に連れられて精神科を受診し，入院となった．《3週後，体重は47kgを超えて作業療法が開始となったが》，
②
③

→ 41→47kgまで体重が戻る → 作業療法が導入されたばかりの時期

《部屋にある料理の本をずっと眺めており「したいことに集中できない」と訴えた》．
④ → 特徴的な行動

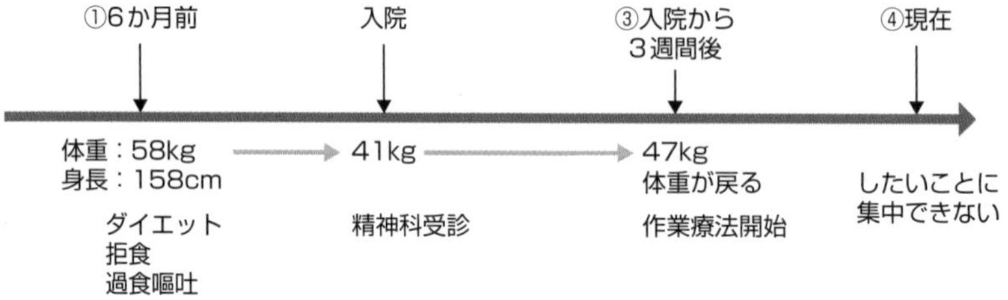

病名推測 拒食や過食嘔吐（①），体重減少（②）などから**摂食障害（神経性無食欲症）**だと考えられる．

この設問のポイント

一時期に比べ体重が戻ってきた時期で，作業療法の**導入期**と判断できる．摂食障害では，「食」に関する選択肢に注意が必要である．

選択肢

1. (○)「**気分転換できる作業を探しましょう**」
   導入時の作業療法では，支持的に接し，食や体重から意識をそらし，楽しんで何かに集中できる時間を提供する．設問に「したいことに集中できない」との訴えがあることから，患者の「したいこと」を理解するために，気分転換できる作業を一緒に探すのは適切である．④より
2. (×)「**復学に向けた計画を考えていきましょう**」
   現在は導入時であり，復学を検討するのは時期尚早である．③，④より
3. (×)「**料理に興味があるのですね．簡単なものから作ってみましょう**」
   導入時では，料理に関することは避ける．③より
4. (×)「**食物から距離を取るために，ここでは料理の本を見るのはやめましょう**」
   「ここでは料理の本を見るのはやめましょう」と指示的に接し禁止するのは適切でない．
5. (×)「**今は休養が大切な時期です．何もせずにゆっくり過ごすことを目標にしましょう**」
   何もせずにゆっくり過ごすと，自分の世界（非現実の世界）に入り込んでしまう可能性があり適切でない．急性期のうつ病患者への対応としては適切である．

摂食障害

正答　1

過去問題 7-A-4

53回PM17

21歳の女性．大学生で単身生活．日中は講義に出席しているが，帰宅すると過食と自己誘発性嘔吐に時間を費やし，睡眠時間がとれず，遅刻するなど日常生活に支障をきたしている．心配した母親に連れられて精神科を受診した．過食後の自己嫌悪感も強く，抗うつ薬を処方されたが，最近ではリストカットなどの自傷行為もみられるようになった．ある日作業療法室で本人が近況について報告をしてきた．

そのときの作業療法士の本人への対応として最も適切なのはどれか

1. 過食の理由を尋ねる．
2. 今後の自傷行為を禁じる．
3. 講義の出席状況を把握する．
4. 心配している気持ちを伝える．
5. 日々のスケジュール管理方法を指導する．

設問構造の確認

21歳の女性．大学生で単身生活．日中は講義に出席しているが，〈帰宅すると過食と自己誘発性嘔吐に時間を費やし〉①，〈睡眠時間がとれず，遅刻するなど日常生活に支障をきたしている〉②．心配した母親に連れられて精神科を受診した．〈過食後の自己嫌悪感も強く〉③，抗うつ薬を処方されたが，最近では〈リストカットなどの自傷行為もみられるようになった〉④．〈ある日作業療法室で本人が近況について報告をしてきた〉⑤．そのときの作業療法士の本人への対応として最も適切なのはどれか．

（①過食と自己誘発性嘔吐 → 特徴的な症状：過食・嘔吐）
（④リストカット → 心理面が不安定）
（⑤ → 特徴的な行動）

病名推測 「過食と自己誘発性嘔吐（①）」「過食後の自己嫌悪感（③）」から**摂食障害（神経性大食症）**と考えられる．

この設問のポイント

患者が近況について報告をしてきたときの作業療法士の対応が問われている．具体的な報告の内容は記載されていないが，話を聴いてもらいたいか，あるいは相談があるかと考えられる．

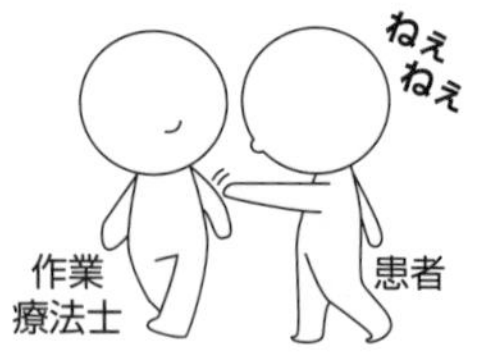

選択肢

1. （×）**過食の理由を尋ねる．**
   心理面が不安定な状態であり，現時点で過食の理由を尋ねるのは適切でない．③，④より
2. （×）**今後の自傷行為を禁じる．**
   自傷行為を禁止するのではなく．まずは患者の訴えに耳を傾け，対応策を考える．⑤より
3. （×）**講義の出席状況を把握する．**
   大学がストレスとなり過食につながっている可能性があり，現時点で出席状況を把握する必要性は低い．①，②より
4. （○）**心配している気持ちを伝える．**
   まずは，「あなた（患者）のことを心配している」と伝えて支持的対応をとる．
5. （×）**日々のスケジュール管理方法を指導する．**
   日々のスケジュール管理は大切だが，現時点で指導的な対応をとるのは適切でない．

正答 4

演習問題 7-B-1

17歳の女子．高校で所属する陸上部の長距離走でタイムが遅いことに悩んでいた．この時期に部活仲間が「太っていて動きが遅い」と言っていたのを聞いて以来，食事の摂食量を減らし，過剰にトレーニングをするようになっていた．その後，体重が30kg台にまで落ち，自力での入浴など困難になったため，精神科を受診し，入院となった．入院直後に作業療法が処方された．

この時期の作業活動として適切なのはどれか．

1. 軽スポーツ活動
2. 収穫を伴う園芸活動
3. 完成まで時間を要する活動
4. 課題志向集団による活動
5. 楽しく集中できる作業活動

設問構造の確認

17歳の女子．高校で所属する陸上部の長距離走で《タイムが遅いことに悩んでいた》．《この時期に部活仲間が

①　②　太っているからタイムが遅いと思う

「太っていて動きが遅い」と言っていたのを聞いて以来，食事の摂食量を減らし，過剰にトレーニングをする

③　行動面の問題

著しい体重減少

ようになっていた》．その後，体重が30kg台にまで落ち，《自力での入浴など困難になったため》，精神科を

④　⑤　ADL上の問題点

受診し，入院となった．《入院直後に作業療法が処方された》．

⑥　急性期（作業療法の導入期）

病名推測　「食事の摂食量を減らし，過剰にトレーニング（③）」「体重が30kg台（④）」などから**摂食障害**（神経性無食欲症）と考えられる．

選択肢

1. （×）**軽スポーツ活動**
自力での入浴が困難になるほどADL上で問題が生じているため，まずは身体的ケアを優先する．また，軽スポーツでも過活動になる可能性が大きく適切でない．③～⑤より
2. （×）**収穫を伴う園芸活動**
「収穫を伴う園芸」とは，野菜・果物など「食」に関連付く活動と考えられる．また，収穫まで一定の時間がかかることを考えると，導入期の活動には適さない．
3. （×）**完成まで時間を要する活動**
導入期では，短期間で完成する活動を用いる．
4. （×）**課題志向集団による活動**
導入期では，個別的活動にて本人のペースで取り組める活動を用いる．集団による活動は時期尚早である．
5. （○）**楽しく集中できる作業活動**
楽しく集中できる活動により，「食」や「体重」から意識をそらすことができ，空虚感を改善できる．

正答　5

演習問題 7-B-2

16歳の女子高校生．アルバイト先の先輩に好意を寄せるようになった頃からダイエットを開始した．食欲とやせたいという願望を処理できず，次第に食べては嘔吐を繰り返した．娘の異変に気づいた母親が心配し，本人とともに病院を受診．その後入院となり，3週間後に作業療法が処方された．

この時期の作業活動の導入で適切なのはどれか。

1. 工程数が多い作業
2. 長期間にわたって取り組める作業
3. 食事を含めた料理活動
4. 自由度の高い作業
5. 自己表現が可能な作業

設問構造の確認

16歳の女子高校生.〈アルバイト先の先輩に好意を寄せるようになった頃からダイエットを開始した〉.
①

〈食欲とやせたいという願望を処理できず，次第に食べては嘔吐を繰り返した〉.
② → ダイエットが病的になってきた

娘の異変に気づいた母親が心配し，本人とともに病院を受診．その後入院となり，〈3週間後に作業療法が処方された〉.〈この時期の作業活動の導入で適切なのはどれか〉.
③
④ → 入院後3週で作業療法が導入されたばかりの時期

病名推測 食べては嘔吐を繰り返しており(②)，**摂食障害(神経性無食欲症)**だと考えられる．

この設問のポイント

「食欲とやせたいという願望を処理できない(②)」という特徴的な症状に着目して選択肢をみていく．

選択肢

1. (×) **工程数が多い作業**
2. (×) **長期間にわたって取り組める作業**

導入期の摂食障害患者は集中力が低下している場合が多いため，工程数が少なく，短時間で完成する作業を選ぶ．

3. (×) **食事を含めた料理活動**
   食事を含めた活動は「食べたい」↔「やせたい」という葛藤を引き起こし，心理的に不安定な状況を作り出すため適切でない．②より
4. (×) **自由度の高い作業**
   自由度が高い作業(自分自身で自由にできる活動や創造性を必要とする活動)は，患者の構えが強い場合や失感情症が認められる場合に取りかかれないことがあるため適さない．
5. (○) **自己表現が可能な作業**
   導入時の作業療法では，構成的な要素を含めた自己表現が可能な作業活動の中で，患者自身の考え方や物事の捉え方(自己評価)について作業療法士が理解できる作業を取り入れる．

正答 5

国試までの成績の伸び方は，個人差が大きいです．また模擬試験との相性もあります．だから，他人と比べないことが大切です．

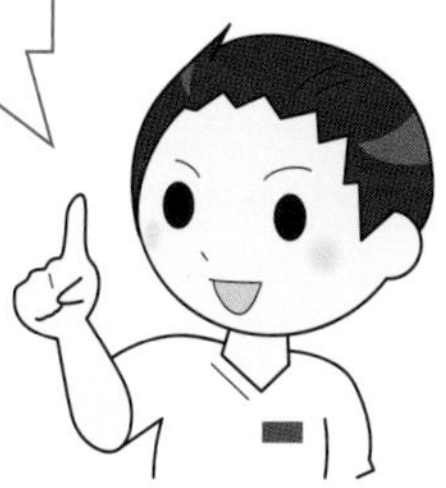

第8講 パーソナリティ障害

パーソナリティ障害*は大きく分けて，以下の10タイプに分類される．それぞれの特徴を頭に入れておけば問題も解きやすい．

*パーソナリティ障害：パーソナリティ（人格）に著しい偏りがあり，社会生活を送るのに支障をきたしている状態をいう．行動・心理面が不安定なため，対人関係，社会生活で問題が起こる障害である．

●種々のパーソナリティ障害と特徴

分　類*	特徴
猜疑性パーソナリティ障害/妄想性パーソナリティ障害	・他者への不信・疑念・猜疑心（嫉妬など）から，自分に危害が加えられることや批判や裏切りを恐れる．
シゾイドパーソナリティ障害/スキゾイドパーソナリティ障害/統合失調質パーソナリティ障害	・他者への関心が希薄で非社交的で孤独を好む． ・平板な感情状態を示す．
統合失調型パーソナリティ障害	・奇異な考え方や話し方をする． ・感情の幅が狭く，適切さに欠ける． ・対人関係で社会から孤立しがちである．
境界性パーソナリティ障害	**・10～20代の女性に多い．** ・不安定な精神状態（気まぐれ），対人関係や自己像の不安定さ，衝動性がある． ・見捨てられ不安があり，見捨てられないように過剰努力をする． ・理想化とこきおろし，しがみつきがみられる． ・リストカット，過量服薬などもみられる． 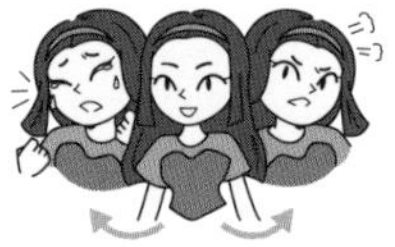
反社会性パーソナリティ障害	**・男性に多い．** ・暴力的で攻撃性がある． ・欲求を抑えきれない． ・共感・良心がない． ・社会的ルールを守れず，犯罪を繰り返す． 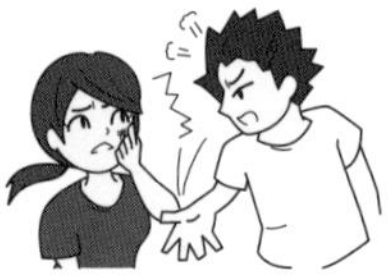
演技性パーソナリティ障害	**・女性に多い．** ・「注目されたい」という欲求が強い． ・「魅力的な人」と思われたい，「賞賛されたい」という思いが強い． ・理想の自分と現実の自分のギャップを埋めるために，他人を振り回す． ・八方美人 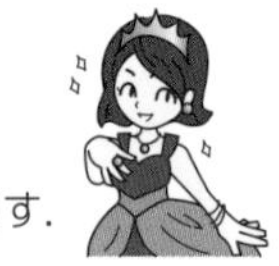
自己愛性パーソナリティ障害	**・中年男性に多い．** ・傲慢・ハラスメント気質で，自分に甘いが他人に厳しい． ・「自分は天才，できる」と思い込む． 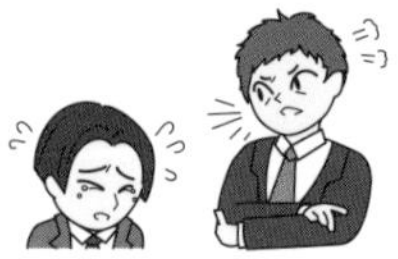
回避性パーソナリティ障害	・他者からの批判・拒絶を極度におそれるあまり，とても慎重（石橋を叩いても渡らないタイプ）で臆病 ・「失敗したらどうしよう」という思いが強い． ・「自分のせいで迷惑をかけている」と思い込む． ・自己評価が低く，消極的すぎて社会生活に支障をきたしている． 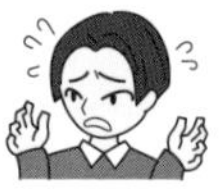

依存性パーソナリティ障害	・**女性に多い.** ・嫌われることを極端に恐れる. ・嫌と言えない. ・自分のことを無力で不完全だと思い込む. ・重要な判断などを他人任せにする. 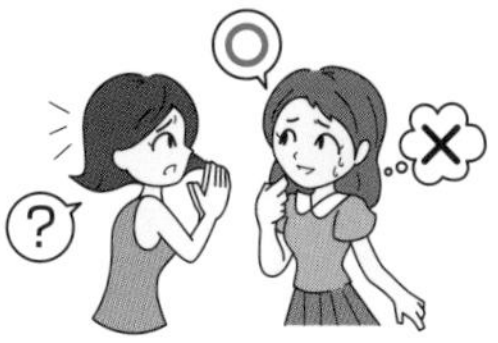
強迫性パーソナリティ障害	・**男性に多い.** ・頑固でマイルールを他人に押し付ける. ・完璧主義で，融通が利かない. ・正義感が強すぎる. ・過剰な疑いと警戒感情がみられる. 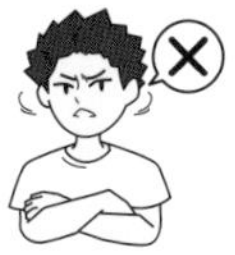

*DSM-5による分類

●作業療法のポイント

作業療法場面（生活場面）の構造化と特徴

・枠組みの明確な作業活動，構成的活動を用いる.
・作業場所，活動内容，時間，回数などを明確にする.
・作業活動を通して達成感，有能感を獲得する.

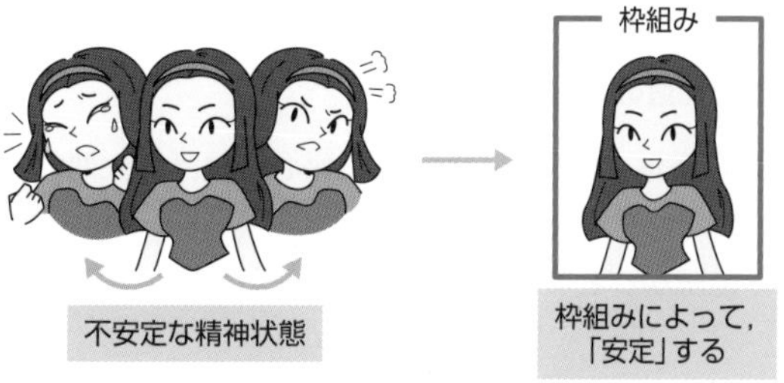

●作業療法士の正しい対応・誤った対応

正しい対応	・治療契約，作業療法場面での枠組み（ルール）を確認する. ・患者の衝動的行動（行動化），欲動，現状から一定の距離を保ち，客観的に対応する. ・攻撃的な言動・行動がみられたときは，それを指摘して適切な振る舞いを促す.
誤った対応	・作業療法士への依存を促す. ・退行や理想化を促す. ・攻撃的な言動・行動がみられたときに担当をすぐに交代する.

●障害別にみる具体的な対応例

境界性パーソナリティ障害	・不安定な精神状態を安定させるため，枠組み（時間や場所，作業活動の構造化）を提示する. ・治療の目標やルール（治療契約）を確認する.
演技性パーソナリティ障害	・「注目されたい」という欲求を満たすため，集団での役割行動を促す.
回避性パーソナリティ障害	・とても慎重で消極的なタイプなので，作業種目の選択を任せたり（患者に決めてもらったり），失敗の少ない構成的な作業活動を促す. （他者からの批判を極度に恐れるタイプなので，作業活動の誤りを修正することは不適切な対応）

過去問題　8-A-1 2

50回AM14, 15

20歳の女性．幼少時に両親が離婚した後，友人関係が不安定となりトラブルが絶えなかった．中学入学後から些細なことでリストカットするようになり，精神科を受診し，その後，入退院を繰り返していた．男女関係のもつれをきっかけに過量服薬し救急車で搬送された．入院後は，医療者に対して依存的だが要求が通らないと激しく責める状態である．

AM14

最も考えられるのはどれか．

1. 身体表現性障害
2. 気分変調性障害
3. 統合失調感情障害
4. 演技性パーソナリティ障害
5. 境界性パーソナリティ障害

設問構造の確認

20歳の女性．幼少時に両親が離婚した後，〈友人関係が不安定となりトラブルが絶えなかった〉．〈中学入学後
①　→対人関係が不安定

から些細なことでリストカットするようになり，精神科を受診し，その後，入退院を繰り返していた〉．〈男女
②→自傷行為　③→社会生活に支障　④

関係のもつれをきっかけに過量服薬し救急車で搬送された〉．入院後は，〈医療者に対して依存的だが要求が通
→対人関係が不安定　⑤→特徴的行動　⑥　→理想化とこきおろし

らないと激しく責める状態である〉．

この設問のポイント

対人関係が不安定（①，④），自傷行為（②），過量服薬（⑤）理想化とこきおろし（⑥）が特徴的な症状を呈し，社会生活に支障（③）を来たしている．

選択肢

1. （×）**身体表現性障害**
   不安や心理的ストレスにより，身体症状を訴えるが，検査などでは異常を認めない状態である．
2. （×）**気分変調性障害**
   軽度のうつ症状により，不眠などが続くが日常生活には支障がない状態である．
3. （×）**統合失調感情障害**
   統合失調症とうつ病，双極性障害の症状が同時に存在する状態である．
4. （×）**演技性パーソナリティ障害**
   注目されたいという欲求が強く，理想とする自分を演じる状態である．
5. （○）**境界性パーソナリティ障害**
   対人関係の不安定さ，自傷行為，過量服薬，理想化とこきおろしから境界性パーソナリティ障害だと考えられる．①～⑤より

正答　5

AM15

この患者に作業療法を導入する際の対応で適切なのはどれか.

1. 作業療法に参加する上での枠組みを明示する.
2. 初回の面接で対人関係を中心に取り上げる.
3. 患者からの面接の要求は満たすようにする.
4. 攻撃的になる場合は担当者を交代する.
5. 課題集団での協調行動を促す.

選択肢

1. **(○) 作業療法に参加する上での枠組みを明示する.**
   患者は不安定な状態のため,作業療法では枠組み(時間や場所,作業活動の構造化)を明示することで気分や対人関係が安定する.
2. **(×) 初回の面接で対人関係を中心に取り上げる.**
   患者は対人関係が不安定であり,初回面接で「対人関係」を中心に取り上げると,心理的負荷がかかると考えられるため適切でない.
3. **(×) 患者からの面接の要求は満たすようにする.**
   面接の要求に対しては「できること」「できないこと」を明確にしておく.枠組みを超えた要求を満たすと,さらなる要求につながり,「治療者と患者」という関係が崩れてしまう.
4. **(×) 攻撃的になる場合は担当者を交代する.**
   攻撃的になる場合に担当者の交代を認めると,不安定な対人関係を助長することになる.
5. **(×) 課題集団での協調行動を促す.**
   患者は対人関係が不安定であるため,導入時の作業療法で協調行動を促すのは適切でない.

正答　1

過去問題　8-A-3

53回AM19

26歳の女性．衝動的な浪費や奔放な異性交遊の後に抑うつ状態となり，リストカットを繰り返していた．常に感情が不安定で，空虚感や見捨てられることへの不安を訴える．職場での対人関係の悪化をきっかけに自殺企図が認められたため入院となった．

この患者に対する作業療法で適切なのはどれか．

1. 患者の申し出に応じて面接を行う．
2. 初回面接で自殺企図について話し合う．
3. 攻撃性がみられた場合には治療者を替える．
4. 患者の希望に合わせてプログラムを変更する．
5. 治療目標や治療上の契約を繰り返し確認する．

設問構造の確認

26歳の女性.〈衝動的な浪費や 奔放な異性交遊の後に抑うつ状態となり，リストカットを繰り返していた〉.

① → 行動面の不安定さ

〈常に感情が不安定で〉,〈空虚感や見捨てられることへの不安を訴える〉.〈職場での対人関係の悪化をきっかけに

② ③ → 精神面の不安定さ ④ → 対人関係の不安定さ

自殺企図が認められた〉ため入院となった.

⑤

病名推測　衝動的な浪費や自傷行為（①），見捨てられ不安（③）から境界性パーソナリティ障害だと考えられる．

選択肢

1. （×）**患者の申し出に応じて面接を行う．**
   見捨てられることへの不安から，作業療法士を操作しようとして急に面接を要求してくることがあるが，逸脱行為を防ぐために時間や場所，日程をあらかじめ設定し（治療契約），面接を行う．
2. （×）**初回面接で自殺企図について話し合う．**
   初回面接で自殺企図について話し合うと病理を深める可能性があり，適切でない．
3. （×）**攻撃性がみられた場合には治療者を替える．**
   些細なことで「担当者を替えてほしい！」と訴えることがあるが，要求に従うと患者の思い通りになり「治療者と患者」という関係が崩れてしまうので適切でない．
4. （×）**患者の希望に合わせてプログラムを変更する．**
   患者の希望に合わせて変更に応じると，要求を出し続ける可能性がある．まずは，枠組み（ルール）を確認しながら作業活動を行う．
5. （○）**治療目標や治療上の契約を繰り返し確認する．**
   作業療法の「枠組み」である治療目標や治療契約（ルールなど）を確認することで，「治療者と患者」という関係を保つ．

正答　5

× 2. 初回面接で自殺企図について話し合う.

リストカットや自殺企図などは衝動的な行動である.
初回面接時から話し合っても治療展開は望めない.

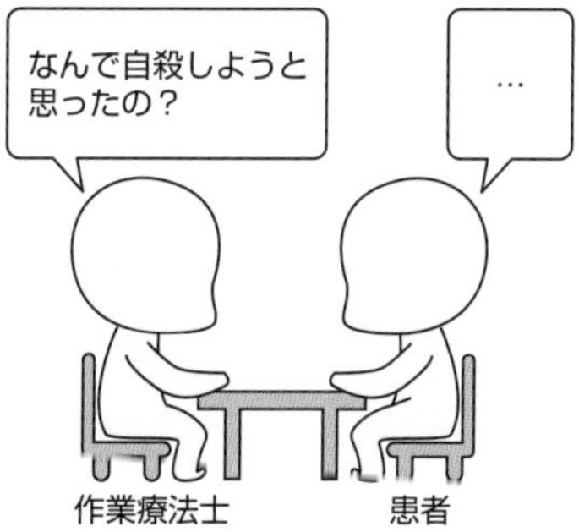

○ 5. 治療目標や治療上の契約を操り返し確認する.

治療契約
治療目標や具体的な治療内容，作業療法を行ううえでの枠組み（ルール）を説明する.

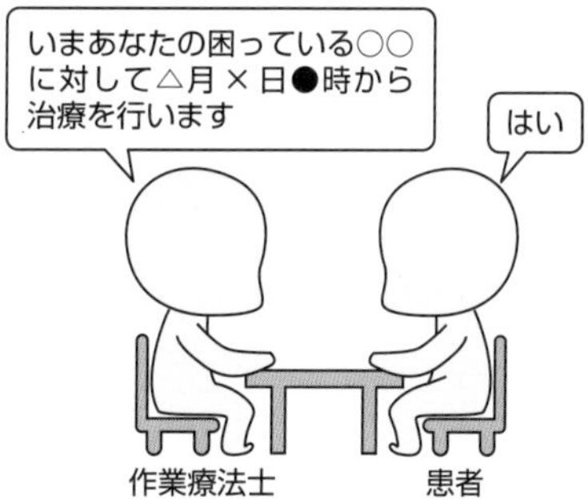

演習問題　8-B-1 2

次の文により1，2の問いに答えよ．

23歳の女性．演技性パーソナリティ障害．高校時代から派手な服装が目立ち，たびたび友人関係で問題を起こした．大学卒業後に派遣社員やアルバイトの仕事をしたが，対人関係のトラブルで長続きせずに，職を転々としている．最近，特に情緒が不安定で，無断外泊を繰り返すなどの行動があり精神科を受診した．情緒の安定を目的に，外来作業療法が開始された．

1 この患者の作業療法場面で観察されるのはどれか．

1. 衝動的な自傷行為
2. 強い自己顕示性
3. 杓子定規的な態度
4. 自己表現力の欠如
5. 細部へのこだわり

設問構造の確認

23歳の女性．演技性パーソナリティ障害．高校時代から〈派手な服装が目立ち〉，たびたび〈友人関係で問題

① → 「注目されたい」という欲求が強い → ②　③ → 対人関係での問題

を起こした〉．大学卒業後に派遣社員やアルバイトの仕事をしたが，〈対人関係のトラブルで長続きせずに，職

④ → 社会生活での問題

を転々としている〉．最近，特に〈情緒が不安定で，無断外泊を繰り返すなどの行動〉があり精神科を受診した．

→ 社会生活での問題　⑤ → 精神面の不安定さ　⑥ → 行動面の不安定さ

〈情緒の安定を目的に，外来作業療法が開始された〉．

⑦ → 作業療法の目的

この設問のポイント

演技性パーソナリティ障害は「注目されたい」「賞賛されたい」という欲求が強いのが特徴である．

選択肢

1. **(×) 衝動的な自傷行為**
   境界性パーソナリティ障害の特徴である．
2. **(○) 強い自己顕示性《けんじせい》**
   自己顕示性とは，「注目されたい」「認められたい」という性質のことで，演技性パーソナリティ障害の特徴である．
3. **(×) 杓子定規的な態度**
   杓子定規とは，「融通が利かない」，「一律の基準ですべてをあてはめようとする」ことをいい，強迫性パーソナリティ障害の特徴である．
4. **(×) 自己表現力の欠如**
   演技性パーソナリティ障害は，自分を着飾ることが得意で，自己表現力は高い．
5. **(×) 細部へのこだわり**
   細部へのこだわりは，強迫性パーソナリティ障害の特徴である．

正答　2

2 この患者への作業療法士の対応で適切なのはどれか.

1. 派手な服装を注意する.
2. 繰り返しのある単純作業を導入する.
3. 集団での役割行動を促す.
4. 言語的交流の少ない活動を行う.
5. 病院外での患者間の交流を促す.

この設問のポイント

設問に「情緒の安定を目的に，外来作業療法が開始された(⑦)」とある．情緒を安定させるには，承認欲求と自己愛欲求を現実の中で体験させることが重要となる.

選択肢

1. (×) **派手な服装を注意する.**
   患者の言動を注意したり，批判したりするのは，患者を否定することになるため適切でない.
2. (×) **繰り返しのある単純作業を導入する.**
   演技性パーソナリティ障害の患者は比較的作業能力やコミニュケーション能力が高い．繰り返しのある単純作業では，難易度が低く承認欲求の充足ができない.
3. (○) **集団での役割行動を促す.**
   集団の中で役割をもつことは，「注目される」「認められる」という承認欲求を充足することになる．まずは「役割」を担ってもらうことで，集団の中で役に立っているという実感を培ってもらい治療的効果につなげる.
4. (×) **言語的交流の少ない活動を行う.**
   言語的交流の少ない活動では，承認欲求は充足されないため適切でない.
5. (×) **病院外での患者間の交流を促す.**
   病院外での患者間の交流は作業療法士がコントロールできない．承認欲求を充足するために問題行動(被害者を演じたり，ウソをついたりするなど)が起こったときに対応できないため適切でない.

正答　3

演習問題 8-B-3

40歳の女性．回避性パーソナリティ障害．夫と長女の3人家族．以前より近隣住民や対人接触全般に強い恐怖を感じ，近所付き合いもなく引きこもりがちであった．今回家事などが十分できていない，自分は劣っている，主人に迷惑をかけているなどの訴えと抑うつ症状を呈し入院．入院後1週に作業療法が開始となった．

この患者にみられやすい特徴はどれか．2つ選べ．

1. 新たな挑戦を避ける．
2. 完璧主義である．
3. 判断を他人に委ねる．
4. 自己評価が低い．
5. 嫉妬深い．

設問構造の確認

40歳の女性．回避性パーソナリティ障害．夫と長女の3人家族．〈以前より近隣住民や対人接触全般に強い恐怖を感じ，近所付き合いもなく引きこもりがちであった〉．〈今回家事などが十分できていない，自分は劣っている，主人に迷惑をかけているなどの訴えと抑うつ症状を呈し入院〉．入院後1週に作業療法が開始となった．

① → 他者からの批判・拒絶を極度におそれる

② → 対人場面への強い恐怖

③ → 社会生活の問題点

④ → 自己評価が低い

この設問のポイント

回避性パーソナリティ障害は，他者からの批判・拒絶を極度におそれるあまり，様々なことに臆病になるのが特徴である．

選択肢

1. **(○) 新たな挑戦を避ける．**
   批判・拒絶へのおそれが強く，困難な状況を避けることで自分を守ろうとする．
2. **(×) 完璧主義である．**
   強迫性パーソナリティ障害の特徴である．
3. **(×) 判断を他人に委ねる．**
   依存性パーソナリティ障害の特徴である．
4. **(○) 自己評価が低い．**
   設問に「自分は劣っている」とあるように，自己評価が低いのが回避性パーソナリティ障害の特徴である．④より
5. **(×) 嫉妬深い．**
   妄想性パーソナリティ障害の特徴である．

正答 1，4

「ちゃんと寝ましょう！」私が担当している養成校の国試対策プログラムには「午睡タイム」があります．また，夜もしっかり寝るよう指導しています．脳科学的にも寝ることで，頭の中の情報が整理（最適化）されることがわかっています．不安や焦りから睡眠時間を減らすのではなく，適度に睡眠と休息をとりながら勉強するほうが効率的ですよ．

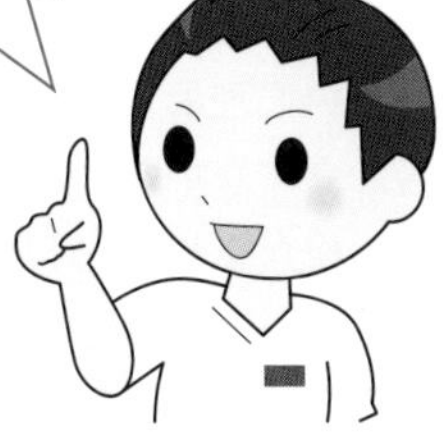

第9講 神経症性障害，ストレス関連障害および身体表現性障害/アルコール依存症

神経症性障害，ストレス関連障害および身体表現性障害

神経症性障害，ストレス関連障害および身体表現性障害*には，「不安障害（パニック障害など）」「解離性障害」「身体表現性障害」などが含まれる．
この領域の国試問題は「病名なし」の場合が多いが，器質的な問題がないにもかかわらず身体機能に問題を呈していることを設問から読み取れれば，病名も推測できる．「疾患の特徴」「適切な作業療法」などが問われることが多いので，それらを理解しておこう．

*DSM-5では，「不安症群/不安障害群」「強迫症および関連症群/強迫性障害および関連障害群」「心的外傷およびストレス因関連障害群」「解離症群/解離性障害群」「身体症状症および関連症群」と分類されている．

1．不安障害（不安症候群）

不安，恐怖やこれらが引き起こされる状況や考えによって，不安反応が生じ，行動が制限されることである．おもに以下の3つを押さえておこう．

1) **社交不安症**：人前でスピーチすることやパーティなど他人の注視を浴びるかもしれない状況によって，持続的かつ顕著な不安や恐怖を生じる（いわゆる対人恐怖症）．
2) **パニック障害**：反復する予期しない（突然の）不安，動悸，頻脈，窒息感，めまいなどの発作が生じる．さらに，また発作が起こるのではないかという「予期不安」を避けようとする．
3) **広場恐怖症**：電車，自動車，飛行機，バス，駅や街中，映画館，スーパーなど，強い不安が生じた場合すぐに逃げ出せないような状況について，恐怖や不安を抱く．そのため，恐怖を回避しようとして外出が困難となる．
   ※その他，全般性不安障害，限局性恐怖症などがある．

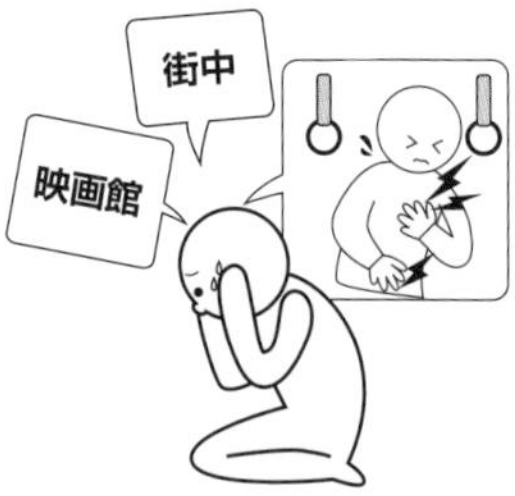

〈不安障害で生じる症状〉

動悸，震え，発汗，腹部不快感，下痢，悪心，めまい，筋緊張，紅潮，混乱，窒息感，四肢のしびれ感，冷感など．

2．解離性障害

強いストレス，精神的苦痛，不幸などが生じることで，防衛機制の働きにより本来の自分から「切り離す」イメージで，切り離された「もう1人の自分」に心理的ストレスを背負ってもらい，本来の自分を守ろうとする．

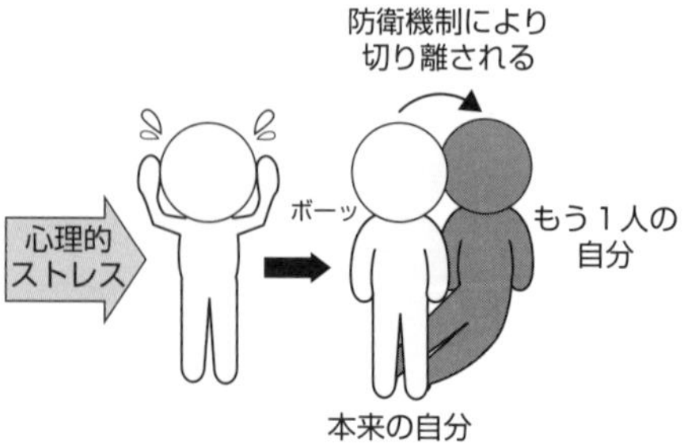

3．身体表現性障害（身体症状症）

強い心理的ストレスがかかることで，身体症状（麻痺，感覚障害，立てないなど）として現れる．ただし，器質的問題はないので，検査などでは異常をみとめない．

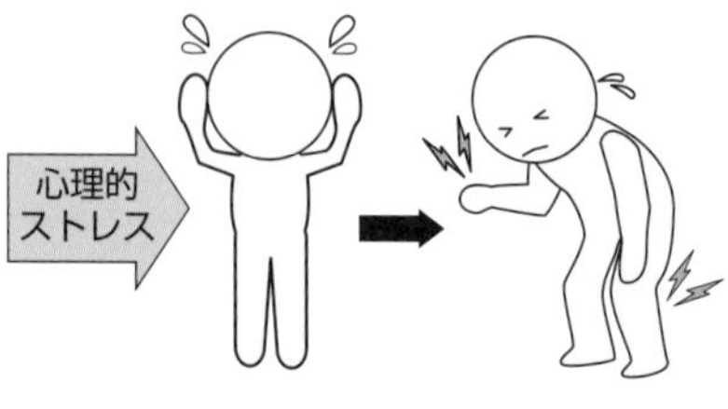

●作業療法士の基本的なかかわり方

心的距離は**適度**に保ち，**共感的・支持的・受容的**にかかわり，作業療法士・スタッフ間の**対応は統一**する．

時期	作業療法のポイント
急性期（作業療法の導入期）	・症状の基盤となる，不安，葛藤，心理的ストレスを軽減する． ・安全で守られた空間（作業療法室）で，自己表出（自己表現）を促す活動を行う． ・自己愛（やりがいのある仕事などで患者の自己肯定感を安定させる）が満たされるような活動を用いる． ・患者の自己表出（自己表現）がみられると，精神的側面や症状が出現する心的プロセスを理解することが可能となる． ・評価（洞察）のため不用意に患者の内界（精神面）に入っていくのは適切でない． ・身体表現性障害では，筋力低下や廃用予防のため**身体機能面への介入**も行う．
回復期	・**自己表現**により精神的側面の理解が進んだら，患者自身による**自己洞察**へと進む． ・不安や葛藤など心理的ストレスにより症状が出現するまでの過程を患者自身が気付き，言語化し，直視できるように支援する． ・生活の中でのストレスや心的葛藤，対人関係などに対処する能力を向上させる．

アルコール依存症

アルコール依存症の問題は，「生活への影響・問題点」を踏まえた作業療法士の対応などを問われることが多いので，その点を押さえておくと正解を導きやすい．

●身体依存と精神依存別にみた生活への影響・問題点

依存（症状）	生活への影響・問題点
身体依存（身体症状）	・飲酒をやめると禁断症状，離脱症状が出現する（数時間～数日でピークになる）． ・手の震え，幻視，不安，抑うつ，発汗，頻脈，嘔吐，血圧上昇，アルコール離脱せん妄，見当識障害がみられる． ・異常行動/行動障害（易刺激性，易怒性，情緒不安定）が現れる． ・Wernicke《ウェルニッケ》脳症（健忘，失見当識，せん妄，眼球運動障害，失調性歩行など）がみられる． ・Korsakoff《コルサコフ》症候群（記銘障害，失見当識，作話）がみられる．
精神依存（精神症状）	・やめたいのにやめられない状態になる． ・手段を選ばず飲酒するようになるため，日常生活が崩壊したり対人関係に問題が生じたりする． ・妄想状態になる（嫉妬妄想：パートナーが浮気しているのではないかと疑うなど）．

●発症時期と作業療法のポイント

時期	作業療法のポイント
亜急性期（離脱後初期）（作業療法の導入期）	・身体的治療を優先する． ・基礎体力の回復，生活リズムの改善を促す． ・支持的な対応を心がけ，褒める・励ます・共感することを意識する．
回復期（認知・行動特性の改善）	・体力，生活リズムの改善を図りつつ作業活動を実施する． ・対人関係技能，自己評価，作業能力を評価する． ・自己肯定感（自尊感情）を高め，自己洞察を促す． ・ストレス耐性を高める． ・退院後の具体的な生活に向け，社会生活技能の向上を図る．
生活期（維持期）	・職業前活動を支援する． ・社会生活に向けた活動を取り入れる． ・家族指導を行う． ・デイケア，自助グループ（AA*，断酒会）を検討する． *AA：アルコホーリクス・アノニマス，アルコール依存症の自助グループ

過去問題 9-A-1

53回AM18

29歳の女性．歩行困難を主訴に整形外科外来を受診したが器質的問題が認められなかったため，紹介によって精神科外来を受診し入院することとなった．手足が震え，軽い麻痺のような脱力があり，自立歩行ができないため車椅子を使用している．立位保持や移乗に介助を必要とし，ADL はほぼ全介助である．

この時点の患者に対する作業療法で適切なのはどれか．**2つ選べ．**

1. 自己洞察を促す．
2. 自己表現の機会を増やす．
3. 集団活動で役割を担わせる．
4. 自己中心的な依存は受け入れない．
5. 身体機能に対する治療的な介入を行う．

設問構造の確認

29歳の女性．〈歩行困難を主訴に整形外科外来を受診したが器質的問題が認められなかったため〉，紹介によって精神科外来を受診し〈入院することとなった〉．〈手足が震え，軽い麻痺のような脱力があり，自立歩行ができないため車椅子を使用している〉．〈立位保持や移乗に介助を必要とし，ADLはほぼ全介助である〉．〈この時点〉の患者に対する作業療法で適切なのはどれか．

① 歩行困難を主訴に → 器質的問題が認められなかった：自覚症状に見合う異常はない

② 入院することとなった

③ 手足が震え　④ 軽い麻痺のような脱力があり　⑤ 自立歩行ができない

③～⑤：**身体機能の問題**

⑥ 立位保持や移乗に介助を必要とし　⑦ ADLはほぼ全介助

⑥，⑦：**ADLの問題**

⑧ この時点 → 入院してすぐの時期：**急性期**（②）

病名推測 器質的問題はないが（①），身体機能，ADLでの問題を呈している（③～⑦）ので**身体表現性障害**と考えられる．

この設問のポイント

身体表現性障害は心理的ストレスなどが身体症状として表現された状態で，ストレスからの逃避，周囲への依存，他人への注意を引こうとする意図がある．訴えに耳を傾け身体症状を把握し，身体的対応をとるとよい．

選択肢

1. （×）**自己洞察を促す．**
   急性期（作業療法の導入期）で自己洞察を促すのは時期尚早である．
2. （○）**自己表現の機会を増やす．**
   症状の原因にはあまり触れずに，健全（建設的）な自己表現の体験を促すとよい．
3. （×）**集団活動で役割を担わせる．**
   作業療法の導入期であるため，集団より個別的活動を基本とする．また，ADL全介助なので役割を担うことは困難だと考えられる．⑦，⑧より
4. （×）**自己中心的な依存は受け入れない．**
   過度に依存させず，適度な心的距離感を取り，支持的・受容的に対応する．
5. （○）**身体機能に対する治療的な介入を行う．**
   身体機能に介入することで依存的欲求を満たすことができ，回復を促せる．また，器質的問題は認められないが，身体機能が低下している（実際には動くが，動かす時間が減少している）ので廃用症候群を予防する意味でもよい．

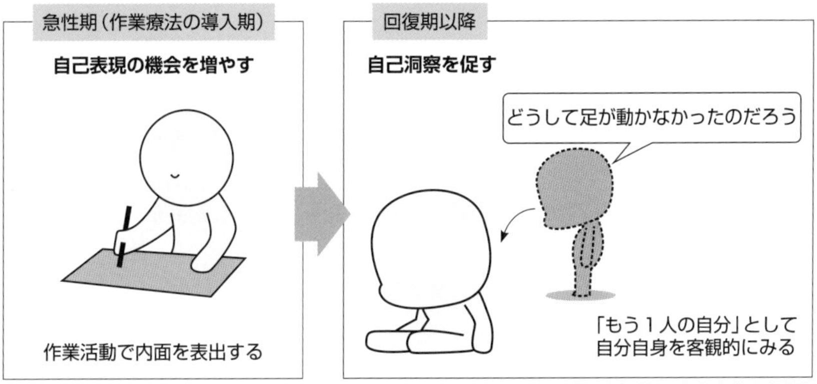

急性期は自己表現のできる作業活動を実施し，回復期以降に自己洞察（客観的に自分自身を把握）を促す活動に取り組む．

自己洞察とは

自分自身の見える部分・見えない部分（身体機能や心理面のこと）を客観的に見つめ直すこと．主に回復期以降に取り組む．

正答　2，5

過去問題　9-A-2

54回AM18

50歳の女性．10年前に義母の介護に際して突然の視力障害を訴えたが，眼科的異常はみられなかった．1か月前に夫の単身赴任が決まってから，下肢の冷感，疼痛を主訴として，整形外科，血管外科などを受診するも異常所見は指摘されなかった．次第に食事もとれなくなり，心配した夫が精神科外来を受診させ，本人はしぶしぶ同意して任意入院となった．主治医が，身体以外のことに目を向けるようにと作業療法導入を検討し，作業療法士が病室にいる本人を訪問することになった．本人は着座すると疼痛が増強するからと立位のままベッドの傍らに立ち続けて，他科受診できるよう主治医に伝えてほしいと同じ発言を繰り返す．

この患者に対する病室での作業療法士の対応で最も適切なのはどれか．

1. 他科受診できるよう約束する．
2. 夫の単身赴任をどのように感じているか尋ねる．
3. 痛みが軽減することを約束して作業療法への参加を促す．
4. 身体的には問題がなく，心の問題であることを繰り返し伝える．
5. 他のスタッフの発言との食い違いが生じないよう，聞き役に徹する．

本文構造の確認

50歳の女性．〈10年前①に義母の介護に際して突然の視力障害を訴えたが，眼科的異常はみられなかった〉．

（症状の具体例①）

〈1か月前②に夫の単身赴任が決まってから，下肢の冷感，疼痛を主訴として，整形外科，血管外科などを受診するも異常所見は指摘されなかった〉．次第に食事もとれなくなり，心配した夫が精神科外来を受診させ，本人はしぶしぶ同意して任意入院となった．主治医が，〈身体以外のことに目を向けるようにと作業療法導入を検討し〉③，

（症状の具体例②）

（③→治療の方向性）

〈作業療法士が病室にいる本人を訪問することになった〉④．〈本人は着座すると疼痛が増強するからと立位のままベッドの傍らに立ち続けて，他科受診できるよう主治医に伝えてほしいと同じ発言を繰り返す〉⑤．

（④→初回面接（作業療法の導入期））

（⑤→特徴的な言動）

（→患者の要望）

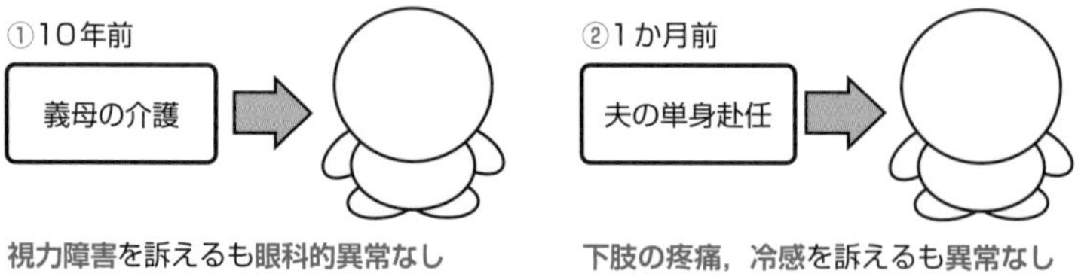

病名推測　器質的な異常はみられないが，身体症状を訴えている（①，②）ことから，**身体表現性障害**と考えられる．

この設問のポイント

身体表現性障害の患者に対する初回面接時（④）の作業療法について問われている．

選択肢

1. （×）**他科受診できるよう約束する．**
すでに他科受診しており器質的異常所見は指摘されなかった．他科受診の約束をしたのに受診できなかった場合，患者と作業療法士の信頼関係が崩れる可能性があり適切でない．②より

2. （×）**夫の単身赴任をどのように感じているか尋ねる．**
初回面接であり，心理的ストレスである「夫の単身赴任」について尋ねるのは時期尚早である．また，患者の要求（身体症状の訴え）とかけ離れた問いかけでは，信頼関係の構築は難しい．

3. （×）**痛みが軽減することを約束して作業療法への参加を促す．**
痛みの原因が器質的異常ではないため，必ずしも軽減するとは限らない．また，選択肢1と同様，「約束」したのに，作業療法士が約束を守れない（痛みの軽減ができない）場合，患者と作業療法士の信頼関係が崩れる可能性があり適切でない．

4. （×）**身体的には問題がなく，心の問題であることを繰り返し伝える．**
心の問題（不安や葛藤）によって身体的な問題が生じるのが身体表現性障害である．初回面接時は，「治療者-患者」の関係が成立しておらず，自己洞察を促す時期ではない．

5. （○）**他のスタッフの発言との食い違いが生じないよう，聞き役に徹する．**
他のスタッフにも痛みや症状を訴えていることがあるため，スタッフ間で発言が異ならないように（対応は統一する），聞き役に徹することも必要である．

正答　5

過去問題　9-A-③

52回AM14

32歳の女性．アルコール依存症．美容師として働く兼業主婦．25歳ごろから飲酒量が増えた．現時点では，仕事や家事に大きな支障はない．このまま飲酒を続けていると大変なことになると思い，飲酒量を減らそうと努力しているが，飲み始めるといつも深酒してしまう．1人の力では断酒できないと悩み，自ら精神科病院を受診し入院治療を受けることになった．

回復を目的とした作業療法の評価で最も重要度が高いのはどれか．

1. 見当識
2. 基礎体力
3. 金銭管理
4. 自己評価
5. 日常生活能力

設問構造の確認

32歳の女性．アルコール依存症．〈美容師として働く兼業主婦〉．〈25歳ごろから飲酒量が増えた〉．

① → 仕事と家庭の両立
② → 7年前から飲酒量増加

〈現時点では，仕事や家事に大きな支障はない〉．このまま飲酒を続けていると大変なことになると思い，

③ → 普通に生活を送るうえで支障はない

〈飲酒量を減らそうと努力しているが，飲み始めるといつも深酒してしまう〉．〈1人の力では断酒できないと悩み〉，自ら精神科病院を受診し入院治療を受けることになった．〈回復を目的とした作業療法の評価で最も重要度が高いのはどれか〉．

④ → 精神的依存
⑤ → 悩みごと
⑥ → 作業療法評価の優先順位

この設問のポイント

支障がない部分と問題点を見極めよう．
仕事や家事には大きな支障はない（③）が，飲酒量を減らせない（④）ことが問題である．

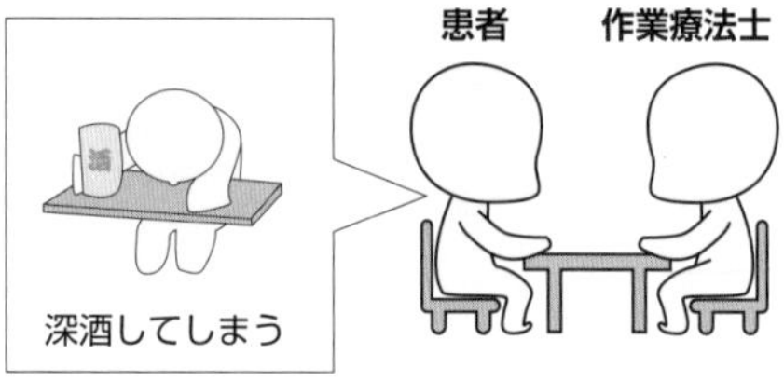

選択肢

1. （×）**見当識**
「仕事や家事に大きな支障はない」ことから，見当識の障害はないと考えられる．③より
2. （×）**基礎体力**
「仕事や家事に大きな支障はない」ことから，日常生活を送るための基礎体力の低下はないと考えられる．③より
3. （×）**金銭管理**
「仕事や家事に大きな支障はない」ことから，金銭管理が重要な問題だとは考えにくい．③より
4. （○）**自己評価**
患者は「飲酒量を減らそうと努力している」が，「断酒できない」と悩んでいる．まずは現在の患者自身のことや，今後どのようになりたいのかという視点で評価・目標設定するとよい．④，⑤より
5. （×）**日常生活能力**
「仕事や家事に大きな支障はない」ことから，普段の生活に問題はないと考えられる．③より

正答　4

演習問題 9-B-1

35歳の女性．診察・検査で特別な所見がなく，症状にはいかなる身体的基盤もないという医師の保証にもかかわらず医学的検索を執拗に要求し，繰り返し身体症状を訴える．

考えられる疾患はどれか．

1. パニック障害
2. 空間恐怖症
3. 身体表現性障害
4. 解離性運動障害
5. 適応障害

設問構造の確認

35歳の女性.〈診察・検査で特別な所見がなく〉①,〈症状にはいかなる身体的基盤もない〉②という医師の保証に

（①②→医学的診断：問題なし）

もかかわらず〈医学的検索を執拗に要求し〉③,〈繰り返し身体症状を訴える〉④.

（③④→患者には自覚症状がある）

この設問のポイント

医学的診断では器質的な異常はない（①，②）が，患者は身体症状を訴えている（③，④）．

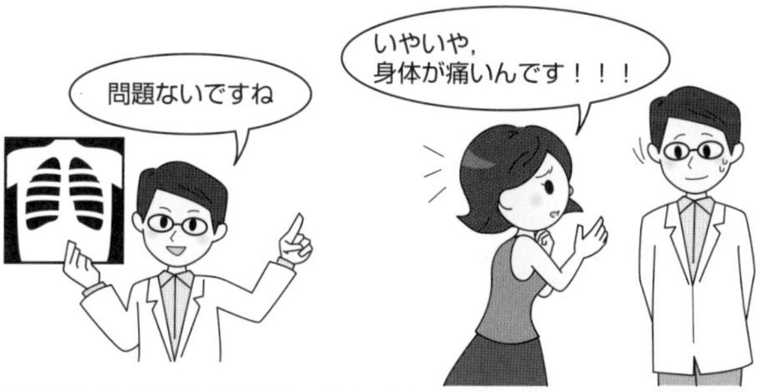

選択肢

1. **（×）パニック障害**
   突然，身体症状（過呼吸，発汗，振戦，動悸）が起こる．「死ぬかもしれない」という強い不安，予期不安を伴う．
2. **（×）空間恐怖症**
   大勢の人がいる場所や，安全な場所にすぐ戻ることが困難であるところ（空間）に対する恐怖の症状である．広場恐怖症や乗り物恐怖症などがある．
3. **（○）身体表現性障害**
   器質的問題はないが，些細な身体的特徴や感覚を異常だと解釈し，「重大な病気ではないか」と恐れる様子がみられる．
4. **（×）解離性運動障害**
   困難な問題に直面したときに，心的葛藤が身体症状（四肢の麻痺，運動能力低下など）として出現する．
5. **（×）適応障害**
   社会生活の変化（結婚，出産，就職，肉親との死別など）に伴う明確な強いストレスにより，変化にうまく適応できず，抑うつ状態，不安，身体症状（頭痛，胃痛など）を認める．

正答　3

演習問題　9-B-2 3

次の文により1，2の問いに答えよ．

18歳の男性．大学受験に向けて勉強中，突然強烈な不安に襲われ，動悸や頻脈，息苦しさを感じたため，救急外来を受診し，検査入院となった．検査の結果，異常所見はみられなかった．しかし，退院後も度々発作に襲われたため，精神科を受診した．

1 この疾患の特徴はどれか．2つ選べ．

1. 外傷を再体験するフラッシュバックが起こる．
2. 予期不安がみられる．
3. 人から注視される恐れを中核的症状にもつ．
4. 視野狭窄がみられる．
5. 手足のしびれがみられる．

設問構造の確認

18歳の男性．大学受験に向けて勉強中，〈突然強烈な不安に襲われ，動悸や頻脈，息苦しさを感じた〉ため，
①

救急外来を受診し，検査入院となった．〈検査の結果，異常所見はみられなかった〉．
②　→症状に見合う異常はない

しかし，〈退院後も度々発作に襲われたため〉，精神科を受診した．
④　→不安，動悸，頻脈，息苦しさ

病名推測　突然の不安，動悸，頻脈，息苦しさを感じる（①）が，異常所見はみられなかった（②）ことからパニック障害だと考えられる．

選択肢

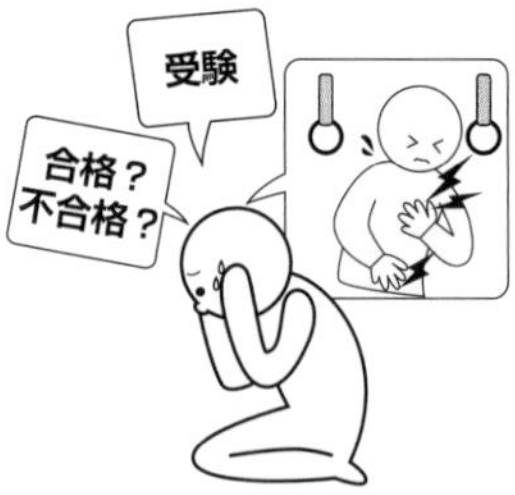

1. （×）**外傷を再体験するフラッシュバックが起こる．**
   フラッシュバックは，PTSD（外傷後ストレス障害）で生じる．
2. （○）**予期不安がみられる．**
   「突然強烈な不安に襲われ」とあり，この部分が予期不安と読み取れる．
   ①より．
3. （×）**人から注視される恐れを中核的症状にもつ．**
   人からの注視を恐れるのは対人恐怖症であり，パニック障害は環境によって引き起こされる．
4. （×）**視野狭窄がみられる．**
   視野狭窄は解離性障害で生じる．
5. （○）**手足のしびれがみられる．**
   パニック障害は，まず息苦しさが生じ過呼吸となり，二次的な症状として四肢のしびれ感や冷感が生じることがある．

正答　2，5

2 受診後に外来作業療法に通うことになった.

この患者に対する作業療法時の対応で**適切でない**のはどれか.

1. 作業療法士は心理的距離を保つ.
2. 患者の自己愛を満たす活動から取り入れる.
3. 患者に症状がみられたら，症状の詳細を聞き取る.
4. 患者本人の興味ある活動を用いる.
5. 患者の努力を認める.

選択肢

1. **(○) 作業療法士は心理的距離を保つ.**
   患者と適度な心理的距離を保つのは治療の基本となる.
2. **(○) 患者の自己愛を満たす活動から取り入れる.**
   導入期の作業療法では，自己愛を満たす活動や楽しめる活動を取り入れる.
3. **(×) 患者に症状がみられたら，症状の詳細を聞き取る.**
   症状がみられたときは，症状についてあまり触れないようにして，安心・安全の保証を約束する．症状の詳細を聞くことは，患者の内界(精神面)に入っていくことになるので適切でない.
4. **(○) 患者本人の興味ある活動を用いる.**
   まずは，患者の興味のある活動を用いる．現実的な活動で不安や葛藤を処理できるように促す.
5. **(○) 患者の努力を認める.**
   患者の努力を認めることで，自己評価を高める.

正答　3

演習問題 9-B-4 5

次の文により1，2の問に答えよ．

52歳の男性．中学校教諭．30歳代から飲酒が習慣化していた．1年ほど前から仕事上のストレスで飲酒量が増え，妻に暴力を振るうようになった．最近，たびたび欠勤して早朝から酒を飲むようになったために，職場の上司と妻に付き添われて精神科を受診し，入院となる．入院後2週間程度で離脱症状から回復し，作業療法が開始された．

1 作業療法導入時の目的で適切なのはどれか．

1. 家庭内での関係性の改善
2. 職業的技能の習得
3. ストレス対処技能の獲得
4. 基礎体力の改善・維持
5. 対人関係能力の改善

設問構造の確認

約20年間

52歳の男性．中学校教諭．《30歳代から飲酒が習慣化していた》①．《1年ほど前から仕事上のストレスで飲酒量が増え》②，《妻に暴力を振るうようになった》③．最近，《たびたび欠勤して早朝から酒を飲むようになったために》④，職場の上司と妻に付き添われて精神科を受診し，入院となる．《入院後2週間程度で離脱症状から回復し，作業療法が開始された》⑤．

③ → 問題点

④ → 生活に支障をきたしている

⑤ 離脱症状から回復し → 身体機能の低下，疲れがみられる時期

病名推測 飲酒量の増加に伴い（②）生活に支障をきたしている（③，④）ことから，アルコール依存症だと考えられる．

この設問のポイント

入院後2週間程度で離脱症状から回復した時期（⑤）は離脱後初期の亜急性期であり，作業療法の導入期でもある．この時期は体力低下からの回復が目的となる．

選択肢

1. （×）**家庭内での関係性の改善**
   回復期以降の目的である．
2. （×）**職業的技能の習得**
   社会復帰の前段階の目的である．
3. （×）**ストレス対処技能の獲得**
   回復期以降の目的である．
4. （○）**基礎体力の改善・維持**
   導入期であり，離脱症状から回復を促す段階である．まずは基礎体力の改善・維持に取り組む．
5. （×）**対人関係能力の改善**
   回復期以降の目的である．

正答 4

作業療法開始から2か月が経過し，安定して作業療法にも参加し，集団内でのリーダー的役割がこなせるようになった.

2 この時期の作業療法で優先すべきなのはどれか.

1. 楽しむ体験を多く取り入れる.
2. 刃物や危険物の使用に注意する.
3. 社会生活に焦点をあてた活動を行う.
4. 言語表現の少ない活動を導入する.
5. 作業療法士と1対1の関係を深める.

設問構造の確認

作業療法開始から2か月が経過し，安定して作業療法にも参加し，集団内でのリーダー的役割がこなせるようになった.

⑦ 作業療法開始から2か月
⑧ 安定して作業療法にも参加し
⑨ 集団内でのリーダー的役割がこなせるよう

⑧→⑨ 集団活動・役割を担えるようになった

この設問のポイント

⑦〜⑨より，回復期であると判断できる．社会生活に向けた活動，疾病教育，退院後に向けた活動に関する選択肢に注目しよう.

選択肢

1. (×) **楽しむ体験を多く取り入れる.**
   アルコール依存症で優先させる必要はない．主に統合失調症の回復期や摂食障害で用いる.
2. (×) **刃物や危険物の使用に注意する.**
   離脱症状が消退した時期（亜急性期）〜回復期では，注意力や集中力の低下や攻撃性がみられることがあるので，刃物や危険物の使用時は適切でない.
3. (○) **社会生活に焦点をあてた活動を行う.**
   回復期では，家族や社会との関係性の回復を目的に自助グループなどへの参加を促し，退院後の生活や復職に焦点をあてた活動を行う.
4. (×) **言語表現の少ない活動を導入する.**
   離脱症状が消退した時期（亜急性期）に用いる活動である.
5. (×) **作業療法士と1対1の関係を深める.**
   1対1での作業療法は亜急性期（作業療法の導入期）で主に用いる．回復期は家族や地域社会の人とのかかわりの回復を目指すため，集団でのかかわりへと広げていく.

正答　3

第10講 注意欠如・多動性障害/自閉スペクトラム症

注意欠如・多動性障害（ADHD）

注意欠如・多動性障害の設問は，病名の記載がないものが多い．したがって，設問内にある「特徴的な症状」を示すキーワードに注目して病名を推測し，正解を選び取れるようにしておこう．

●注意欠如・多動性障害の特徴的な症状

不注意	・授業に集中できない，計算ミスなどによる**二次的な学習面への問題**がある． ・締切が守れない． ・順序立てて考えられない． ・朝起きられない． ・人の話を聞けない． など 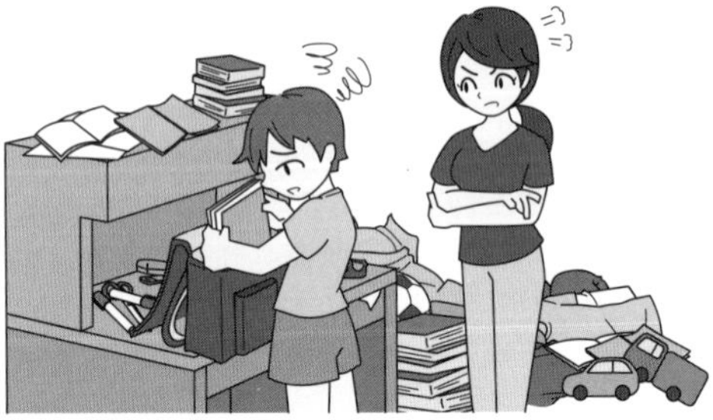
多動性・衝動性	・そわそわして落ち着きがなく，思ったままに行動する（**衝動的行動**）． ・些細なことでイライラして，攻撃的・反抗的態度になる． ・順番を待てず，勝手に人の物を使う． ・片付け/整理整頓が苦手

※怒られることが多いため，**自己評価・自尊心**が低い．

●注意欠如・多動性障害に対する作業療法士のかかわり方

・失敗体験を経験していることが多いので，**好きなことや得意なこと**を活用する．
・**よい面や行動に着目し，ほめることで**問題行動を減らしていく．
・決まりやルールを言葉で繰り返し説明するのではなく，イラストや絵カードによる視覚的な提示を活用し，具体的に説明する．
・症状を**自分らし**さとして折り合いをつけながら生活できるよう治療目標を立てる．

絵カードの例

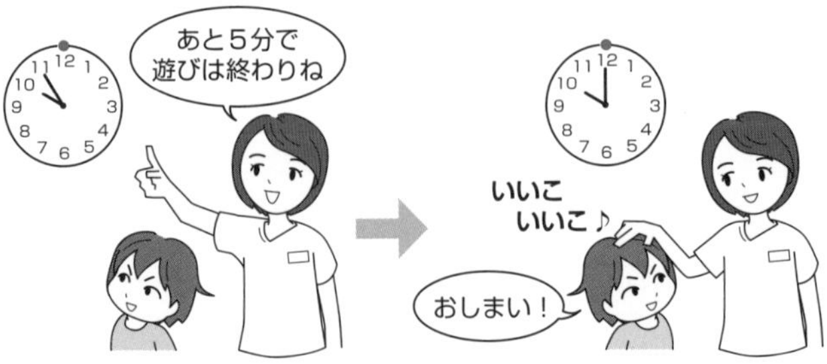

よい行動をほめる

自閉スペクトラム症

自閉スペクトラム症の設問も，病名の記載がないものが多い．したがって，設問内にある「特徴的な症状」を示すキーワードに注目して病名を推測し，正解を選び取れるようにしておこう．

●自閉スペクトラム症の特徴的な症状

社会性・対人関係の問題	・目を合わせない，身体的な距離感が分からない． ・あいまいな表現が理解できない，場にそぐわない発言をする（空気が読めない）． ・他者の表情や気持ちが読み取れない．友人関係が作れない． ・攻撃性を示すこともある．
限局的な興味と反復行動	・好きなことには没頭する． ・こだわりが強い． ・一人遊びが好き（ごっこ遊びは苦手） ・融通が利かない，行動パターンがいつも同じで外れたことが許せない（**常同行動**）． ・聴覚過敏，ものの匂いや手触りに特殊な興味を示す（**感覚異常**）．

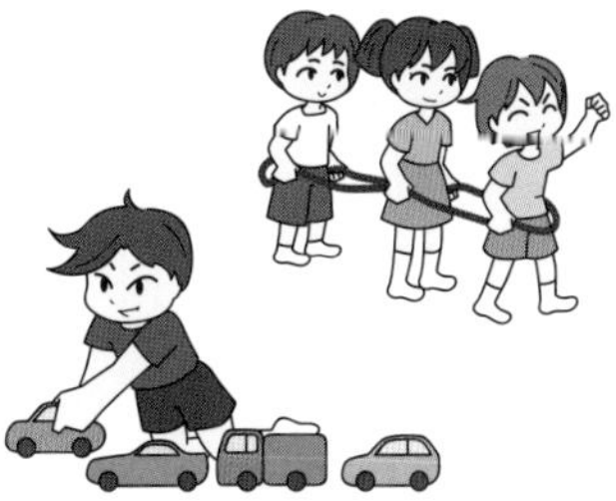

●自閉スペクトラム症について押えておきたいポイント

・知的能力障害を伴わない場合が多い．
・不得手な活動は細かな作業，工程が複雑な作業，共同作業である．
・症状は12歳以前から認められる．
・男女比では，男：女＝2：1で男児に多い傾向がある．

●自閉スペクトラム症に対する作業療法士のかかわり方

・対象者本人が**興味を示す活動**から導入する．
・治療構造を**明確**にし，ルール，活動の手順，他者とのかかわり方を**視覚化**して提示（絵カードなど利用）する．
・抽象的な表現（あいまいな表現）を避け，**具体的**かつ**簡潔**に伝える．
・**パラレルな場***を中心に活動を提供する．
・疾患や障害の理解のための**心理教育プログラム****を実施する．
・成功体験を重視した，失敗しにくい「**構成的な作業**」を提供する．
・対人関係技能の練習をする．

*パラレルな場：他の患者もいる作業療法室などの空間で，それぞれが別々の作業を実施し，他者との共同作業はない作業環境．
**心理教育プログラム：患者本人や家族に疾患の特性，治療法，対処方法などの情報を提供するもの（例：腰痛教室，糖尿病教室，生活習慣病教室）．

過去問題 10-A-1 2

50回AM19，20

次の文により19，20の問いに答えよ．

10歳の男児．学業成績は中位だが授業中に落ち着きがなく，隣の子に一方的に話しかける，落書きをする，忘れ物をするなどでよく注意を受けていた．片付けも苦手で自室は乱雑であった．心配した母親と共に精神科を受診し，外来作業療法が開始された．

AM19

この男児に予測される作業療法での様子はどれか．

1. 同じ動作を繰り返す．
2. 根拠のない自信を示す．
3. 道具をしばしばなくす．
4. 詳細を作業療法士に確認する．
5. 手順にこだわって作業する．

設問構造の確認

10歳の男児.〈学業成績は中位だが授業中に落ち着きがなく，隣の子に一方的に話しかける，落書きをする，

① ↳成績は悪くない　② ↳多動性　③ ↳衝動性

忘れ物をするなどでよく注意を受けていた〉.〈片付けも苦手で自室は乱雑であった〉．心配した母親と共に精神科を受診し,〈外来作業療法が開始された〉.

④ ↳不注意　⑤　⑥ ↳片付けられない

⑦ ↳作業療法が導入されたばかりの時期

病名推測 成績は悪くなく(①)，多動性・衝動性(②，③)，不注意(④)，片付けられない(⑥)などの症状から**注意欠如・多動性障害(ADHD)**だと考えられる．

この設問のポイント

ADHDの行動特性〔多動性・衝動性(②，③)，不注意(④)〕とこれまでの経験〔よく注意を受けていた(⑤)〕を踏まえて選択肢に注目しよう．

選択肢

1. (×) **同じ動作を繰り返す．**
   同じ動作を繰り返す(常同行動)のは自閉スペクトラム症の特徴である．
2. (×) **根拠のない自信を示す．**
   根拠のない自信を示すのは自己評価が高いためだと考えられる．ADHD児は行動特性により怒られたりトラブルになったりする経験が多いため，自己評価が低い傾向がある．
3. (○) **道具をしばしばなくす．**
   不注意から，しばしば道具を適当な場所に置いて，どこに置いたのか忘れてなくす様子がみられる．
4. (×) **詳細を作業療法士に確認する．**
   注意力が障害されているため，詳細を確認することは苦手である．
5. (×) **手順にこだわって作業する．**
   衝動的で，順序立てて作業するのは難しいと考えられる．「こだわり」が強いのは自閉スペクトラム症である．

正答 3

AM20

この男児に対する作業療法での対応で適切なのはどれか.

1. 小集団活動に導入する.
2. 強い口調で指示を伝える.
3. ほめずに見守りを重視する.
4. 作業手順を詳細に説明する.
5. 問題行動には触れずにおく.

選択肢

1. **(○) 小集団活動に導入する.**
   小集団は, 1対1の個人でも, 大人数でもない. また, 外来作業療法であることからも, 大きな問題はなく日常生活（社会生活）を送っていると判断できる. よって, 小集団という日常生活に近い場面から作業活動を導入し, 集団行動に慣れるように関わることが大切である.
2. **(×) 強い口調で指示を伝える.**
   強い口調での指示は, 非治療的であり適切でない. 指示は短く簡潔に伝える.
3. **(×) ほめずに見守りを重視する.**
   よい行動があれば, すぐにほめるのが適切である.
4. **(×) 作業手順を詳細に説明する.**
   注意・集中・持続力が障害されているため, 詳細な説明の受けとめは難しい.
5. **(×) 問題行動には触れずにおく.**
   その場で問題行動（不適切な行動）に触れて「なぜダメなのか?」「どのようにしたらよかったのか」など行動変容を促すように関わることが適切である.
   ※問題行動が起こらないような支援や対処方法を促すことも有効である.

正答 1

過去問題　10-A-3

51回PM19

32歳の女性．幼いころから落ち着きがなく，忘れ物も多かった．大学卒業後，医療事務の仕事に就いたが，仕事が忙しくなるとミスが多くなり，同僚にかんしゃくを起こすなど感情が不安定となった．仕事を休むことも多くなったため，職場の上司に勧められ，精神科を受診し，入院となった．2週後，情緒的に落ち着いたところで作業療法が開始された．

この患者の作業療法で予測される行動はどれか．

1. 読書に没頭する．
2. 他者との接触を避ける．
3. 他者の作業種目に目移りする．
4. 物を置いた場所を何度も確認する．
5. 自分の作品の出来栄えに固執する．

設問構造の確認

32歳の女性．《幼いころから落ち着きがなく，忘れ物も多かった》．大学卒業後，医療事務の仕事に就いたが，
①　→多動性　→不注意

《仕事が忙しくなるとミスが多くなり，同僚にかんしゃくを起こすなど感情が不安定となった》．仕事を休むこ
②→ケアレスミス　③→衝動性

とも多くなったため，職場の上司に勧められ，精神科を受診し，入院となった．《2週後，情緒的に落ち着い
④

たところで作業療法が開始された》．

病名推測　多動性・不注意（①），ケアレスミス（②）や衝動性（③）から，**注意欠如・多動性障害（ADHD）**だと考えられる．

この設問のポイント

ADHDの基本的性格，行動特性に当てはまる選択肢を選ぼう．

選択肢

1. （×）**読書に没頭する．**
   興味があることには没頭することもあるが（過集中），設問に「読書が好き」という旨の記載はない．また，ADHDの特性から，注意を持続することは難しく，読書に没頭するとは考えにくい．①より
2. （×）**他者との接触を避ける．**
   自分の作業には集中できず，他者がやっていることが気になり，つい他者に手を出すことが考えられる．
3. （○）**他者の作業種目に目移りする．**
   1つの作業に集中できず，他者の作業種目に目移りする様子がみられやすい．

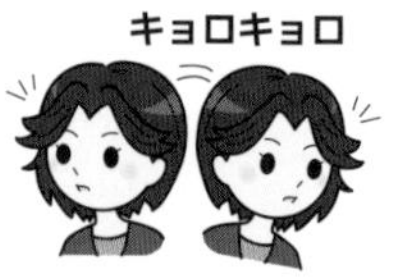

4. （×）**物を置いた場所を何度も確認する．**
   ADHDでは，不注意からどこにでも物を置いてしまう．何度も確認する様子はみられにくい．①より
5. （×）**自分の作品の出来栄えに固執する．**
   ADHDは，出来栄えに固執しない．作業に集中できず出来栄えはよくないことが多い．①より

正答　3

過去問題 10-A-4

52回AM19

7歳の男児．幼児期から落ち着きがなく，他の子供から遊具を取り上げる，列に並べない，座って待てないことが多かった．小学校入学後も，周囲の生徒の文房具を勝手に使う，課題に集中せず席を離れるなどが頻繁にみられていた．自宅でも落ち着きがなく，母親が注意すると興奮する状況であった．この男児について作業療法士が担当教員から相談を受けることになった．

担当教員への助言内容として適切なのはどれか．

1. 注意・叱責は強く行う．
2. 男児の席を教室の中心に設ける．
3. 望ましい行動が生じたら直ちに褒める．
4. 不得意なことは時間を要しても習得を目指す．
5. 集団生活に必要なルールを本人に詳しく説明する．

設問構造の確認

7歳の男児．〈幼児期から落ち着きがなく，他の子供から遊具を取り上げる，列に並べない，座って待てない
①多動性・衝動性

ことが多かった〉．〈小学校入学後も，周囲の生徒の文房具を勝手に使う，課題に集中せず席を離れるなどが頻
② 多動性・衝動性　③ 不注意・多動性・衝動性

繁にみられていた〉．〈自宅でも落ち着きがなく，母親が注意すると興奮する状況であった〉．この男児について
④ 多動性・衝動性　怒られることに対する衝動性

〈作業療法士が担当教員から相談を受けることになった〉．〈担当教員への助言内容として適切なのはどれか〉．
⑤ 患者・家族ではなく担当教員からの相談　⑥ この問題のポイント

病名推測 多動性・衝動性・不注意（①〜④）から，**注意欠如・多動性障害（ADHD）**と考えられる．

この設問のポイント

担当教員への助言内容（⑥）を問う設問である．母親が注意すると興奮する状況（④）という点を踏まえて選択肢に注目する．

選択肢

1. （×）**注意・叱責は強く行う．**
   注意すると興奮状態になる可能性があり，また叱責は行動変容を促す指導として適切でない．④より
2. （×）**男児の席を教室の中心に設ける．**
   刺激が多く集中しにくい環境となるため適切でない．①〜③より
3. （○）**望ましい行動が生じたら直ちに褒める．**
   行動変容を促すために望ましい行動→褒めるという正のフィードバックを行うとよい．
4. （×）**不得意なことは時間を要しても習得を目指す．**
   不得意なことは時間を要しても習得しにくい．別の対処法を一緒に考えるとよい．
5. （×）**集団生活に必要なルールを本人に詳しく説明する．**
   詳しく説明しても聞くことに集中できないと考えられる．絵カードなどを用いて視覚的に説明するとよい．①〜④より

正答 3

過去問題　10-A-5

53回PM18

20歳の男性．幼少期は一人遊びが多かった．小学校から高校までは成績は概ね良かったものの，正論的発言が多い，融通が利かないなどによって集団になじめず，いじめを受けることも多かった．大学に入ると，講義科目は問題ないが，演習科目のグループワークで相手に配慮した発言がうまくできず，メンバーから避けられることが多くなった．大学2 年生になると，過去のいじめ体験を思い出してパニックになることが増え，自宅の自室に引きこもる状態となったため，母親に連れられて精神科を受診し，外来で作業療法が開始された．

この患者の作業療法で**適切でない**のはどれか．

1. ルールや取り決めを明示しておく．
2. 興味や関心のある活動を導入する．
3. 作業手順を言葉で細かく伝える．
4. 心理教育プログラムを行う．
5. パラレルな場を用いる．

設問構造の確認

20歳の男性．〈幼少期は一人遊びが多かった〉．小学校から高校までは〈成績は概ね良かったものの〉，
①　→特徴的行動　②　→知的面の問題はない

〈正論的発言が多い，融通が利かないなどによって集団になじめず，いじめを受けることも多かった〉．大学に
③　→空気が読めない　→対人関係（技能）の問題点

入ると，〈講義科目は問題ない〉が，〈演習科目のグループワークで相手に配慮した発言がうまくできず，メンバー
④　⑤　→対人関係の問題点

から避けられることが多くなった〉．大学2年生になると，〈過去のいじめ体験を思い出してパニックになる
→（③）　⑥　→現在の問題点

ことが増え，自宅の自室に引きこもる状態となったため〉，母親に連れられて精神科を受診し，〈外来で作業療
⑦

法が開始された〉．
→日常生活は送れている

病名推測　知的面に問題はみられないものの（②，④），対人関係技能に問題があることから（③，⑤），自閉スペクトラム症と考えられる．

選択肢

1. (○) **ルールや取り決めを明示しておく.**
集団活動での対人関係技能に問題を認めるため，集団活動（作業療法も含む）などでのルールや取り決めを明示することが大切である．その際に，あいまいな表現にならないように注意する．③～⑤より

2. (○) **興味や関心のある活動を導入する.**
まずは患者の興味や関心がある活動を導入するとよい.

3. (✕) **作業手順を言葉で細かく伝える.**
一見有用に思われるが，細かく伝えるだけでは自己の経験としてまとまりをもちにくい．イラストや文字情報で視覚化したり，手順を限定して明確に1つずつ伝えたりするのがよい.

4. (○) **心理教育プログラムを行う.**
心理教育プログラムは，患者本人や家族に疾患特性，治療法，対処方法などの情報を提供するものなので，社会生活でのトラブルなどに対処できるよう，心理教育プログラムを通して疾患の特性やパニックになったときの対処方法などを患者本人や家族に伝えておくとよい.

5. (○) **パラレルな場を用いる.**
外来作業療法なので日常生活が送れていると考えられるが，集団活動での問題があるので，まずは作業療法室に他の患者もいるパラレルな場での個別の作業活動を行う．③，⑤より

パラレルな場

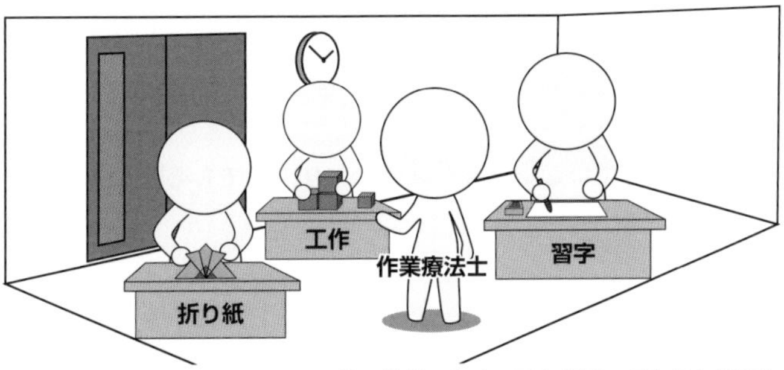

パラレルな場では，他の患者との共同作業はなく，同じ場所でそれぞれが異なる作業活動を実施している.
1対1の個人活動に比べ，より日常生活に近い状況となり，集団活動ではないので，自分のペースで実施できるのが特徴である.

正答 3

過去問題 10-A-⑥

55回AM20

32歳の女性．8歳の娘が担任の先生の勧めで1週前に精神科を受診し，注意欠如・多動性障害と診断を受けた．放課後等デイサービスを利用することになり，作業療法士がこの女性と面接したところ「集中力が続かないし，物忘れもひどかったけど，まさか自分の子どもが障害児なんて思っておらずいつも叱っていた．お友達ともうまくいっていない状況が続いており，とても心配していた．これからどうしたら良いでしょうか」と話す．

この時の作業療法士の対応で最も適切なのはどれか．

1. 娘への不適切な対応を指摘する．
2. 障害の特徴について解説する．
3. 他の障害児の親に会わせる．
4. 障害は改善すると伝える．
5. 不安を受け止める．

設問構造の確認

32歳 の女性．〈8歳の娘が担任の先生の勧めで(1週前)に精神科を受診し，[注意欠如・多動性障害]と診断を

①親子　②　③

受けた〉．〈放課後等デイサービスを利用〉することになり，〈作業療法士がこの女性と面接したところ〉

④　⑤　→母親

〈「集中力が続かないし，物忘れもひどかったけど，まさか自分の子どもが障害児なんて思っておらずいつも

⑥ →母親の悩み，不安や思いの内容

叱っていた．お友達ともうまくいっていない状況が続いており，とても心配していた．これからどうしたら良

いでしょうか」と話す〉．

この設問のポイント

精神科を受診して1週間（②）なので，注意欠如・多動性障害の診断が出た直後だと考えられる．まだ混乱しており，娘の障害を受け入れられていない時期だと考えられる．

選択肢

1. **（×）娘への不適切な対応を指摘する．**
   診断が出た直後であり，娘の障害の受容もできていない時期だと考えられる．まずは支持的な関わりを行う．②，⑥より
2. **（×）障害の特徴について解説する．**
   診断が出た直後なので，障害の解説ではなく，母親の不安や悩みをよく聴き心理的にサポートする．
3. **（×）他の障害児の親に会わせる．**
   母親の訴えから混乱していると考えられる．他の障害児の親に会わせるのは時期尚早である．⑥より
4. **（×）障害は改善すると伝える．**
   注意欠如・多動性障害は根治できない．薬物療法やかかわり方により多少改善することもあるが，必ず改善するとは言い切れないので，障害と折り合いをつけながらどのように接するとよいかを伝える．
5. **（○）不安を受け止める．**
   まずは，母親の不安を傾聴し，受け止め，心理的負荷を軽減することが大切である．⑥より

正答　5

演習問題　10-B-[1]

中学1年生の男子．小学校では成績は良く，言語的な発達の遅れは認められないが，図画工作などにおいて細部へのこだわりが強く，作品の完成に至ることが少なかった．中学校では些細なことで級友に暴力をふるったり，ガラスを破損するなど攻撃的な言動がみられ，家族も対応できなくなったために思春期病棟に入院することになり，作業療法が処方された．

この患者の作業療法中に**観察されない**のはどれか．

1. 説明書などの理解力が乏しい．
2. 生真面目で融通の利かない場面がある．
3. 他の患者と道具を共有するのが困難である．
4. 作業療法室でのルールを守るのが苦手である．
5. あいまいな指示や言葉を理解するのが苦手である．

設問構造の確認

中学1年生の男子．〈小学校では成績は良く，言語的な発達の遅れは認められないが〉，図画工作などにおいて

① → 知的な問題はみられない

〈細部へのこだわりが強く，作品の完成に至ることが少なかった〉．〈中学校では些細なことで級友に暴力をふ

② → こだわり行動　③ → 対人関係の問題（攻撃性）

るったり，ガラスを破損するなど攻撃的な言動がみられ〉，家族も対応できなくなったために思春期病棟に入

④ → 攻撃性

院することになり，作業療法が処方された．

病名推測　知的な問題はみられない（①），こだわり行動（②），対人関係（技能）の問題（③），攻撃性（③，④）などから**自閉スペクトラム症**だと考えられる．

選択肢

1. **（×）説明書などの理解力が乏しい．**
   知的な問題は認められないことから，説明書の理解は可能である．①より
2. **（○）生真面目で融通の利かない場面がある．**
   こだわりが強いことから，融通が利かない場面があると考えられる．②より
3. **（○）他の患者と道具を共有するのが困難である．**
   対人関係技能の問題があり，道具を他者と共有するのは困難であると考えられる．③より
4. **（○）作業療法室でのルールを守るのが苦手である．**
   疾患特性として社会性の障害があり，生活上（作業療法室）のルールを守ることは難しい．
5. **（○）あいまいな指示や言葉を理解するのが苦手である．**
   あいまいな表現は苦手なので，指示する際は視覚化して具体的かつ簡潔にするとよい．

正答　1

演習問題　10-B-2

30歳の男性．大学卒業後に就職をしたが2 か月後に退職．その後も対人トラブルを起こしては何回も勤務先を変え，1か月前から就労移行支援事業所に通所するようになった．就労移行支援事業所では，トイレを流しては流れる水をずっと見つめている固執行動が頻繁にみられ，自分の興味のあることを一方的に話したり相手の気持ちを理解できないことが多く，他の通所者とのトラブルが絶えなかった．やがて自宅に引きこもるようになったため，外来作業療法が開始された．

この患者に対する導入時作業療法で優先するのはどれか．

1. 新しいことに挑戦する．
2. 成功体験を重視する．
3. 難易度の高い課題に取り組む．
4. 対人トラブルになる原因を自己認識する．
5. 大人数での活動を行う．

設問構造の確認

30歳の男性.〈大学卒業後に就職をしたが2か月後に退職〉. その後も〈対人トラブルを起こしては何回も勤務先を変え〉, 1か月前から〈就労移行支援事業所に通所するようになった〉. 就労移行支援事業所では,〈トイレを流しては流れる水をずっと見つめている固執行動〉が頻繁にみられ,〈自分の興味のあることを一方的に話したり相手の気持ちを理解できない〉ことが多く,〈他の通所者とのトラブルが絶えなかった〉. やがて自宅に引きこもるようになったため,〈外来作業療法が開始された〉.

①，② → 対人関係（技能）の問題
③ → 現状の状況
④ → 特徴的な行動
⑤ → 偏った興味
⑤ → 他者の気持ちが理解できない
⑥ → 対人関係（技能）の問題
⑦

病名推測　対人関係技能の問題（①，②，⑥）や固執行動（④），偏った興味（⑤），他者の気持ちが理解できない（⑤）という点から**自閉スペクトラム症**だと考えられる．

選択肢

1. （×）**新しいことに挑戦する．**
   新しいことは失敗体験につながる可能性が高いため，導入時の作業療法には適さない．
2. （○）**成功体験を重視する．**
   まずは成功体験（失敗しにくい作業：構成的作業）を重視した作業活動を提供する．①，③，⑤より
3. （×）**難易度の高い課題に取り組む．**
   導入時は，予測されるレベルより1段階低いレベルに合わせた難易度を設定する．
4. （×）**対人トラブルになる原因を自己認識する．**
   対人トラブルの原因を認識させるのではなく，どのようにしたら対人トラブルが生じないか，対人関係技能の練習をするとよい．①，③，⑤より
5. （×）**大人数での活動を行う．**
   大人数での活動（集団活動）は対人関係のトラブルの原因になる可能性が大きく適切でない．⑤，⑥より

正答　2

国試直前に，もし気持ちが落ち着かなかったら，あなたが頑張った学習の軌跡（マイノートや書き込んだ参考書）を眺めてください．それらが自信と安心感をもたらしてくれます．成績は必ず直前まで伸びます！

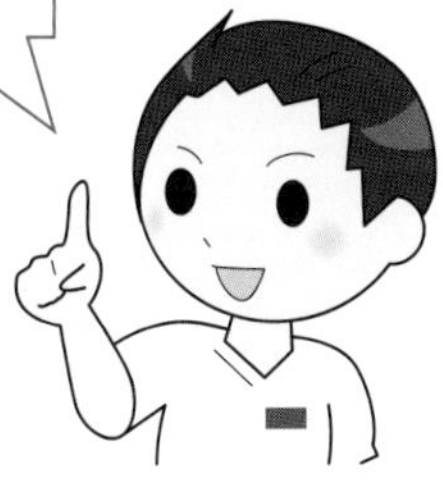

第11講 作業場面の分析

「作業場面の分析」の設問はあまり出題されることがないが，治療構造（枠組み）について理解しておくと，他の設問（主に精神障害領域）に応用が効く．

●治療構造（枠組み）の種類

1．治療空間（作業療法室や治療のために設定された空間）

日常生活から区別された作業療法室は，作業療法士に見守られた現実の社会的空間を提供する．現実の社会的空間とは，言語のみの介入とは異なり，作業療法士を媒介とした対人関係や作業活動を通じて，精神的にも身体的にも病的世界（病的精神内界）からの離脱を促し，自分の存在感や価値観，自己肯定感を感じとれるようになる場のことである．

2．時間

1回の治療時間，治療開始時刻，治療頻度，おおよその治療期間を決める．

3．対人関係（個人作業療法，集団作業療法）

治療者は，患者の悩みや思いを受容・共感し，支持的に対応することが肝要となる．

治療形態は，個別的作業療法，パラレルな個別的作業療法，集団作業療法に分けられるが，回復段階や治療目的，そして集団作業療法では人数，重症度，疾患，年齢などを考慮する．

4．作業活動

治療目的や患者の能力に応じて，構成的作業から非構成的作業の間で用いる．

作業活動は，手順・方法・回数などの工程を段階に分けて具体的に示す．

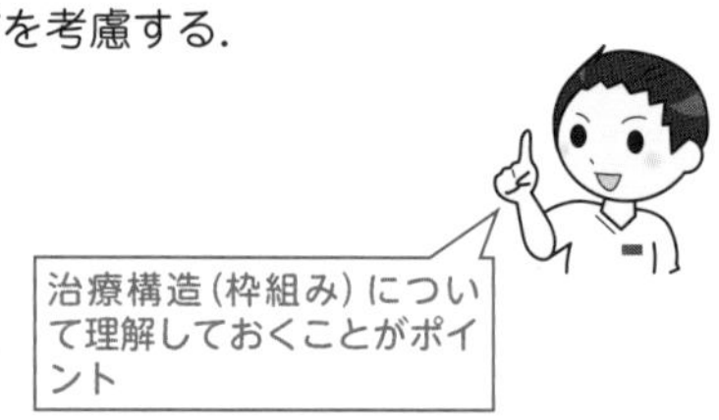

●構成的作業と非構成的作業

作業名	自由度	内容	具体例
構成的作業	低い	・手順や工程が少なく明確であり，繰り返しが多く単純で，短期間（時間）で完成できる作業である． ・修正が可能で失敗が少ない．	塗り絵，パズル（易しいもの）など
非構成的作業 （創造的作業）	高い	・思考力・創造性などを必要とし，構成的作業に比べ複数の手順や工程があり，完成まで時間を要する作業である． ・自己効力感や達成感は得られるが，失敗の危険性も高い．	陶芸，自由画，絵画など

●作業療法士の「対応」について

・作業療法士の「対応」を問う問題は読解問題でよく出題される．
・問題の選択肢で，下記の表現がある場合は要注意である．

●これらが含まれる選択肢は要注意

・命令・禁止・訓戒・説教など
・激励：「がんばりましょう！」のような，曖昧で目標のない激励に効果はない．
・忠告：「私（OT）ならこうしますよ！」
・作業療法を**中止**する．
・患者の申し出で，攻撃性が見られた場合**担当を変更**する．
・**患者の申し出に応じて**面接を行う．
・**患者の希望に合わせて**プログラムを**変更**する．
・**作業療法士が**作業活動を**決める**．
・他科受診できるよう**約束**する．
・今後の自傷行為を**禁じる**．

■なぜ要注意なのか!?
・作業療法は，**治療者ー患者関係**で成り立っている．「治療者（作業療法士）の考え」もしくは「患者の思い」どちらか一方の考えだけで面接・評価・作業活動などを変更・中止することは治療的展開を望めない．
・また，患者との約束を守ることができない場合「信頼関係」を壊す可能性が大きいので，安易な約束はしない．

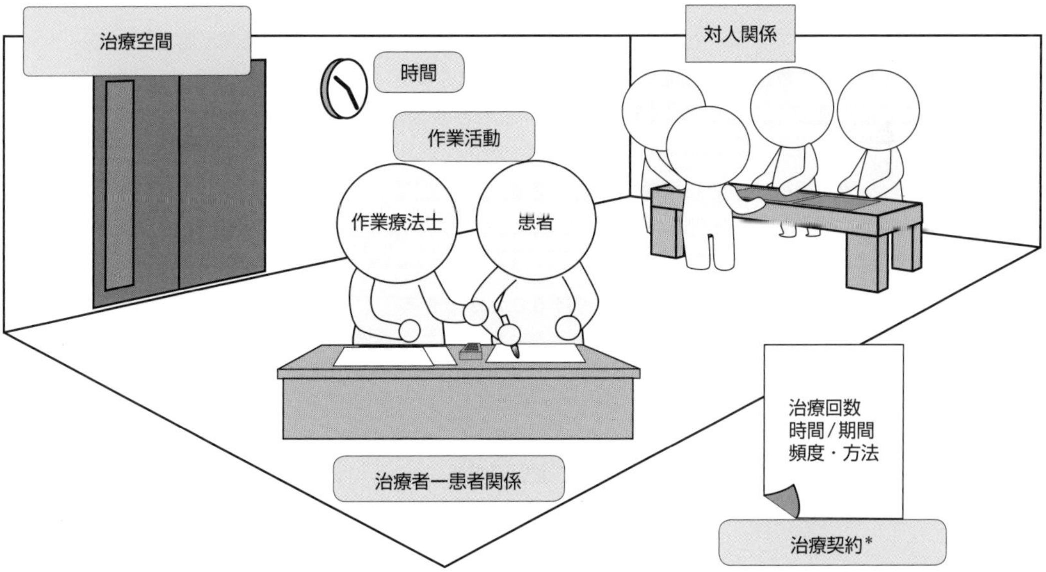

*治療契約：患者と治療者との治療方針（治療回数，治療時間，治療方法など）に関する基本的な約束ごとで，治療的展開における大切な手続きである．

過去問題 11-A-1

54回AM2

作業場面を別に示す.

この作業分析で正しいのはどれか.

1. 絵画と比べて自由度が高い.
2. いつでも作業を中断・再開できる.
3. 情緒反応として攻撃性が出現しやすい.
4. 主とした関節運動は手関節屈曲・伸展である.
5. 肩関節筋力増強を目的に作業を段階付けることができる.

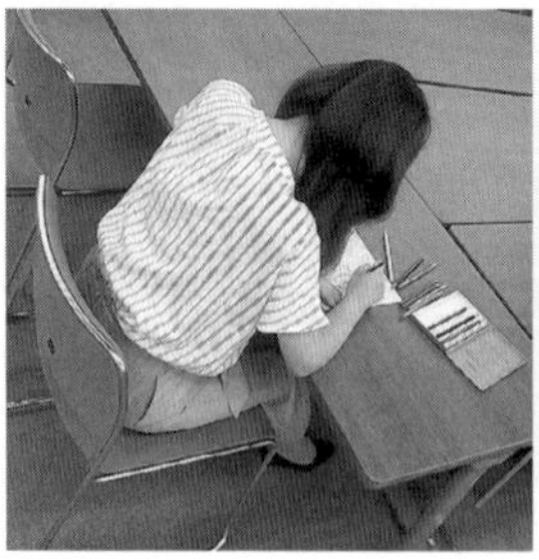

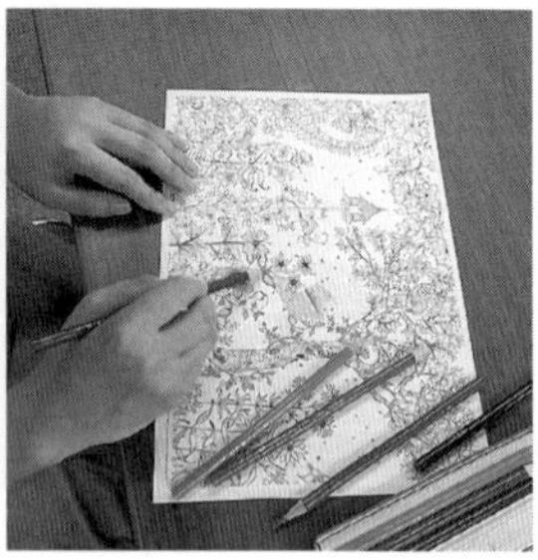

この設問のポイント

設問中に症例情報はなく，写真より，「椅子座位」で「色鉛筆」を使用して「塗り絵」を実施していると分かる.

設問に患者背景の記載がないことから，疾患特性を問う問題ではないと考えられる.

この問題で問われていることは，「塗り絵」の作業分析・活動特性である.

塗り絵は，塗る範囲が指定されており下絵がある．つまり治療構造（枠組み）がはっきりしている.

選択肢

1. （×）**絵画と比べて自由度が高い.**
   塗り絵は塗る範囲が決まっており，絵画に比べ構成的作業であり自由度は低い.
2. （○）**いつでも作業を中断・再開できる.**
   塗り絵は構成的作業であり，どこまで塗ったのかが分かりやすく，中断・再開が容易である.
3. （×）**情緒反応として攻撃性が出現しやすい.**
   木工などでは，金づちの使用（叩く）などにより攻撃性が出現しやすいといわれているが，塗り絵では出現しにくい.
4. （×）**主とした関節運動は手関節屈曲・伸展である.**
   写真より，下絵の枠組みが細かいため，手関節よりも，手指で鉛筆を小刻みに動かしながら塗る動作が必要になると考えられる.
5. （×）**肩関節筋力増強を目的に作業を段階付けることができる.**
   前腕で支えられており，肩関節の筋力増強となる負荷はこの作業では得られない.

自由度が高い作業とは

・テーマ，工程，手順や道具・素材などを自由に選択できる.

・自分の思うままにできる一方で，創造的な活動であり，考えがまとまりにくい場合がある.

自由度が低い作業とは

・テーマ，工程，道具などの枠組みが決まってる活動のことで，手順や目的も決められており，心理的に安定する活動である.

正答　2

索引

あ行

か行

さ行

た行

な行

は行

ま行

や行

ら行

わ行

欧文

【著者略歴】

吉《よし》　田《だ》　　健《たけし》

2004 年　九州保健福祉大学保健科学部作業療法学科卒業
2004 年　医療法人社団高邦会柳川リハビリテーション病院　作業療法室
2010 年　福岡国際医療福祉学院作業療法学科作業療法学科　講師
2011 年　国際医療福祉大学大学院医療福祉学研究科保健医療学専攻（博士後期課程）修了
2012 年　九州保健福祉大学保健科学部作業療法学科　助教
2019 年　京都橘大学健康科学部作業療法学科　専任講師

読める！解ける！
OT 国試「実地問題」読解力トレーニング　ISBN978-4-263-26649-6

2021 年 11 月 20 日　第 1 版第 1 刷発行

著　者　吉　田　　健
発行者　白　石　泰　夫
発行所　医歯薬出版株式会社

〒113-8612　東京都文京区本駒込 1-7-10
TEL. (03)5395-7628(編集)・7616(販売)
FAX. (03)5395-7609(編集)・8563(販売)
https://www.ishiyaku.co.jp/
郵便振替番号　00190-5-13816

乱丁，落丁の際はお取り替えいたします　　印刷・真興社／製本・皆川製本所